小児人工内耳前後の療育ガイドライン 2021年版

Clinical Practice Guidelines for Habilitation of Hearing and Speech
of Hearing-Impaired Children in Special Reference to Cochlear Implantation 2021

高度・重度難聴幼小児療育ガイドライン作成委員会 │ 編

金原出版株式会社

高度・重度難聴幼小児療育ガイドライン作成委員会

ガイドライン統括委員会

髙橋　晴雄	長崎みなとメディカルセンター　長崎大学名誉教授
神田　幸彦	神田Ｅ・Ｎ・Ｔ医院　長崎大学臨床教授
吉田　晴郎	長崎大学耳鼻咽喉科准教授
福島　邦博	埼玉医科大学医学部客員教授
森内　浩幸	長崎大学小児科教授
三浦　清徳	長崎大学産婦人科教授
堀内　伊吹	長崎大学教育学部教授
髙木　　明	静岡県立総合病院きこえとことばのセンター長
宇佐美真一	信州大学医学部人工聴覚器学講座特任教授　信州大学名誉教授
岩崎　　聡	国際医療福祉大学三田病院耳鼻咽喉科教授
伊藤　真人	自治医科大学耳鼻咽喉科・小児耳鼻咽喉科教授
城間　将江	国際医療福祉大学大学院保健医療学専攻言語聴覚分野教授

ガイドライン作成グループ

吉田　晴郎	長崎大学耳鼻咽喉科准教授
佐藤　智生	長崎大学耳鼻咽喉科助教
南　修司郎	国立病院機構東京医療センター耳鼻咽喉科科長
樫尾　明憲	東京大学耳鼻咽喉科准教授
北　　義子	武蔵野大学人間科学部准教授
小渕　千絵	国際医療福祉大学成田保健医療学部教授
山本　典生	京都大学大学院医学研究科耳鼻咽喉科・頭頸部外科准教授
白井　杏湖	東京医科大学耳鼻咽喉科・頭頸部外科講師
木原　千春	長崎大学耳鼻咽喉科助教
北岡　杏子	長崎大学耳鼻咽喉科講師
新田　清一	済生会宇都宮病院耳鼻咽喉科主任診療科長
高橋　優宏	国際医療福祉大学三田病院耳鼻咽喉科准教授

システマティックレビュー（SR）グループ

中田　隆行　　公立はこだて未来大学複雑系知能学科教授
山本　修子　　国立病院機構東京医療センター臨床研究センター
西尾　信哉　　信州大学医学部特任講師
河田宗一郎　　長崎大学病院小児科
新井　友梨　　長崎大学経済学研究科
田中　英雄　　神田Ｅ・Ｎ・Ｔ医院
石川浩太郎　　国立障害者リハビリテーションセンター病院医長
山内　大輔　　東北大学医学部耳鼻咽喉・頭頸部外科准教授
白井　杏湖　　東京医科大学耳鼻咽喉科・頭頸部外科講師
泉　　修司　　新潟大学医学部耳鼻咽喉科・頭頸部外科講師
太田　有美　　大阪大学医学部耳鼻咽喉科助教
富澤　晃文　　国際医療福祉大学保健医療学部准教授
大金さや香　　国際医療福祉大学保健医療学部講師
若杉　千春　　長崎短期大学保育学科講師
久保田江里　　国際医療福祉大学三田病院耳鼻咽喉科
井上ひとみ　　日本福祉大学中央福祉専門学校言語聴覚士科教員
上田　裕子　　静岡県立総合病院
成田あゆみ　　国立障害者リハビリテーションセンター学院
伊藤亜紀子　　神田Ｅ・Ｎ・Ｔ医院
朝永　千春　　長崎大学産婦人科助教

承認相当

一般社団法人　日本耳鼻咽喉科頭頸部外科学会

本ガイドラインは平成 31 年度〜令和 2 年度において，厚生労働省科学研究費補助金 19GC-16007 障害者政策総合研究事業を受け，実施した研究の成果である。（公募研究課題「聴覚障害児に対する人工内耳植込術施行前後の効果的な療育手法の開発等に資する研究」）

序

　難聴児，特に高度・重度難聴を持つ幼少児の療育は診断，治療とともに非常に難しい分野で，医学の他に多くの専門職の協力のもとに進められる必要がありますが，我が国ではその重要性は認知されてはいるものの，難聴児にとって適切に実践されている現状とはいえない部分があります。その原因は多岐にわたりますが，診断や療育の対象が幼小児であることの難しさや，その結果でもありますがその領域の専門知識，専門家が少ないこと，さらには指導やマンパワーを含めた行政の支援も十分でないことなどが考えられます。そのため，現在多くの新生児が受けている新生児聴覚スクリーニング（新スク）で早期に難聴が診断されても，残念ながらその後長く適切な療育，介入が行われず，十分な言語獲得に支障をきたすような事例が出現しています。

　この度，前書き（p.6）に記載したような経緯で，平成31年度の厚生労働省科学研究費補助金「聴覚障害児に対する人工内耳植込術施行前後の効果的な療育手法の開発等に資する研究」が採択されました。その期待される成果の一つに難聴児の療育に関するガイドライン（GL）を作成することが挙げられており，これによりエビデンスに基づいたデータを集積して，難聴児の療育の最適なロードマップを確立することが本科研費研究の最終的な目標です。

　本科研研究では，2019年4月から全国の難聴児医療，療育の専門家［医師（耳鼻咽喉科，小児科，産婦人科），言語聴覚士，助産師，聾学校教員，厚生労働省，長崎県福祉保健部関係者など］71名に研究分担者，協力者としてご参集いただき，医学を中心に様々な立場の知見を取り入れながら研究に取り組むことができ，その結果，このGLには15のクリニカルクエスチョンと11の解説を盛り込むことができました。内容も新スク，難聴診断後の療育，人工内耳（CI）植込後の療育，先天性高度難聴青年の療育，先天性サイトメガロウィルス，遺伝子変異，髄膜炎など種々の病因による難聴の療育に関してエビデンスに基づいた推奨を提示しております。本書が現在あるいは今後難聴児の療育に携わるすべての専門職の方々の，文字通り診療・療育のGLとなることを祈念してやみません。

　本GLは作成委員会のすべての構成メンバーの約2年にわたる多大なご協力なしでは到底完成し得なかったもので，この場をお借りして深甚の謝意を表したいと思います。

2021年9月

研究代表者　髙橋晴雄

目　次

第3章　解　説

CQ・推奨一覧

	CQ	推　奨	推奨の強さ	エビデンスの質	ページ
I．新生児聴覚スクリーニング					
CQ I-1	新生児聴覚スクリーニングに用いる最適の機器は何か	新生児聴覚スクリーニングには自動聴性脳幹反応（AABR）が最適である。	強い推奨	B	p.20
CQ I-2	難聴確定診断のための適切な精密聴力検査法は何か	生後3カ月以内（早産児では修正月齢）に他覚的聴力検査を用いて左右耳別，周波数別閾値を測定し，自覚的聴覚検査と整合性を確認（cross-check）する。	強い推奨	B	p.23
II．先天性サイトメガロウイルス感染症					
CQ II-1	新生児聴覚スクリーニングでの難聴疑い例にいつどのように検査すべきか	新生児聴覚スクリーニングで難聴の疑い（refer）であれば，確定診断前であっても，生後21日以内に採取した尿検体を用いて等温核酸増幅法によるサイトメガロウイルス（CMV）DNA検出法で検査を行うことを推奨する。	強い推奨	B	p.28
CQ II-2	最適の治療時期はいつか，またいつまで可能か	生後1カ月以内に治療開始することを推奨する。治療期間は6カ月とする。	強い推奨	B	p.31
III．難聴診断後の療育					
CQ III-1	人工内耳（CI）適応決定の適切な時期はいつか	重度難聴児が良好な音声言語を獲得するために，1歳までにCI適応の検討を行うことを推奨する。	強い推奨	B	p.35
CQ III-2	精神運動発達障害（自閉症スペクトラムを含む）合併例にCIは有効か	精神運動発達障害（自閉症スペクトラムを含む）を伴う重度難聴児が音声言語や環境音の理解を獲得する方法としてCIは有効である。	推奨	C	p.38
CQ III-3	適切な療育開始時期はいつか	難聴確定診断後，なるべく早期（生後3カ月まで，遅くとも生後6カ月まで）に療育を開始する。	強い推奨	B	p.41
CQ III-4	音声言語獲得に手話併用の優位性はあるか	手話併用の優位性があるとのエビデンスは得られていない。	オプション	C	p.44

CQ Ⅲ-5	聴覚活用療育法が音声言語発達に有効でない難聴児の判別は療育開始前に可能か	聴覚活用療育法が有効でない難聴児の判別は療育開始前に可能であるというエビデンスは得られていない。	オプション	C	p.47
Ⅳ．人工内耳植込後の療育					
CQ Ⅳ-1	聴覚活用療育法と視覚を活用する療育方法（視覚活用療育法）とどちらが音声言語獲得により有効か	CI 装用後の音声言語獲得のためには聴覚活用療育法が優れる。	強い推奨	B	p.51
CQ Ⅳ-2	療育の形態は進学先となる学校種の決定に直接的な影響を及ぼすか	療育の形態は進学先となる学校種の決定に直接的な影響を及ぼすとは結論できない。	オプション	C	p.54
CQ Ⅳ-3	音楽療法は CI 装用児の音声言語獲得に有効か	CI 装用児の音声言語獲得のためには，音楽療法は有効である。	推奨	C	p.58
CQ Ⅳ-4	保護者のかかわりは CI 装用児の言語・認知発達に影響するか	保護者が CI 装用前後の子どもの発するわずかな徴候や行動を感じ取り，その背後の意味を推測し迅速かつ適切に応答する能力（Maternal Sensitivity：MS）は，難聴児の言語や認知機能の発達によい影響を与える。	推奨	C	p.61
Ⅴ．先天性高度難聴青年の療育					
CQ Ⅴ-1	先天性高度難聴青年に対して CI は有効か	先天性または言語習得前の両側高度・重度難聴で，思春期以降に受ける CI は除外基準とはならない。言語習得後失聴に比べ聴取成績は低くなることが多く，個人的ばらつきがみられるが，有効なケースがあるので，しっかりした適応決定と CI によるメリットの説明が重要である。	推奨	C	p.64
CQ Ⅴ-2	先天性高度難聴青年に対して CI が有効となる指導（ハビリテーション）方法は	先天性高度難聴青年の CI 後の良好な聴取能獲得のためには，CI 前の聴覚活用法での指導が有効である。	推奨	C	p.68

第 1 章
作成の経緯と概要

1.　要　約

目的：難聴児，特に先天性高度・重度難聴児の最適な療育方法を推奨，確立すること。

方法：難聴児の早期診断，療育について 15 のクリニカルクエスチョン（CQ）と 11 の解説を作成し，それらのテーマごとに文献のシステマティックレビューを行い，収集されたエビデンスに基づいて CQ では推奨を作成し，解説では適切な結論を記した。本GL は初版であるため，文献検索の際には期間の指定は行わなかった。

結果：難聴の早期診断（新生児聴覚スクリーニング），難聴診断後の療育，人工内耳植込後の療育，先天性高度難聴青年の療育，また種々の病因による難聴の療育に関してエビデンスに基づいた推奨を提示，また解説では適切な療育法を提示できた。

結論：先天性高度・重度難聴児の療育には，早期の正確な診断に続いて各難聴児の病因・病態に応じた適切な療育の可及的早期の介入が重要であり，そのためには特に我が国ではそれにかかわる専門職の量的・質的な充足が必要である。

2.　作成者

GL 作成委員を別表に記載した（**表 1-1**）。

また，本委員会は，GL 作成における文献検索を特定非営利活動法人日本医学図書館協会に依頼し，以下の担当者に文献検索を行っていただいた。

国際医療福祉大学成田キャンパス図書館　　坂本浩美，鮫島美絵子

表 1-1　高度・重度難聴幼小児療育ガイドライン作成委員会

1) GL 統括委員会

髙橋 晴雄	長崎みなとメディカルセンター　長崎大学名誉教授　耳鼻咽喉科医
神田 幸彦	神田Ｅ・Ｎ・Ｔ医院　長崎大学臨床教授　耳鼻咽喉科医
吉田 晴郎	長崎大学耳鼻咽喉科准教授　耳鼻咽喉科医
福島 邦博	埼玉医科大学医学部客員教授　耳鼻咽喉科医
森内 浩幸	長崎大学小児科教授　小児科医
三浦 清徳	長崎大学産婦人科教授　産婦人科医
堀内 伊吹	長崎大学教育学部教授　音楽教育
髙木 明	静岡県立総合病院きこえとことばのセンター長　耳鼻咽喉科医
宇佐美 真一	信州大学医学部人工聴覚器学講座特任教授　信州大学名誉教授　耳鼻咽喉科医
岩崎 聡	国際医療福祉大学三田病院耳鼻咽喉科教授　耳鼻咽喉科医
伊藤 真人	自治医科大学耳鼻咽喉科・小児耳鼻咽喉科教授　耳鼻咽喉科医
城間 将江	国際医療福祉大学大学院保健医療学専攻言語聴覚分野教授　言語聴覚士

2) GL 作成グループ：

吉田 晴郎	長崎大学耳鼻咽喉科准教授　耳鼻咽喉科医
佐藤 智生	長崎大学耳鼻咽喉科助教　耳鼻咽喉科医
南 修司郎	国立病院機構東京医療センター耳鼻咽喉科科長　耳鼻咽喉科医
樫尾 明憲	東京大学耳鼻咽喉科准教授　耳鼻咽喉科医
北 義子	武蔵野大学人間科学部准教授　言語聴覚士
小渕 千絵	国際医療福祉大学成田保健医療学部教授　言語聴覚士
山本 典生	京都大学大学院医学研究科耳鼻咽喉科・頭頸部外科准教授　耳鼻咽喉科医
白井 杏湖	東京医科大学耳鼻咽喉科・頭頸部外科講師　耳鼻咽喉科医
木原 千春	長崎大学耳鼻咽喉科助教　耳鼻咽喉科医
北岡 杏子	長崎大学耳鼻咽喉科講師　耳鼻咽喉科医
新田 清一	済生会宇都宮病院耳鼻咽喉科主任診療科長　耳鼻咽喉科医
高橋 優宏	国際医療福祉大学三田病院耳鼻咽喉科准教授　耳鼻咽喉科医

3) システマティックレビュー（SR）グループ：

中田 隆行	公立はこだて未来大学複雑系知能学科教授　実験心理学
山本 修子	国立病院機構東京医療センター臨床研究センター　耳鼻咽喉科医
西尾 信哉	信州大学医学部特任講師　大学教員
河田 宗一郎	長崎大学病院小児科　小児科医
新井 友梨	長崎大学経済学研究科　音楽教育・経営学
田中 英雄	神田Ｅ・Ｎ・Ｔ医院　元ろう学校聴能担当，教育相談
石川 浩太郎	国立障害者リハビリテーションセンター病院医長　耳鼻咽喉科医
山内 大輔	東北大学医学部耳鼻咽喉・頭頸部外科准教授　耳鼻咽喉科医
白井 杏湖	東京医科大学耳鼻咽喉科・頭頸部外科講師　耳鼻咽喉科医
泉 修司	新潟大学医学部耳鼻咽喉科・頭頸部外科講師　耳鼻咽喉科医
太田 有美	大阪大学医学部耳鼻咽喉科助教　耳鼻咽喉科医
富澤 晃文	国際医療福祉大学保健医療学部准教授　言語聴覚士
大金 さや香	国際医療福祉大学保健医療学部講師　言語聴覚士
若杉 千春	長崎短期大学保育学科講師　日本音楽療法学会認定音楽療法士
久保田 江里	国際医療福祉大学三田病院耳鼻咽喉科　言語聴覚士
井上 ひとみ	日本福祉大学中央福祉専門学校言語聴覚士科教員　言語聴覚士
上田 裕子	静岡県立総合病院　言語聴覚士
成田 あゆみ	国立障害者リハビリテーションセンター学院　言語聴覚士
伊藤 亜紀子	神田Ｅ・Ｎ・Ｔ医院　教員
朝永 千春	長崎大学産婦人科助教　産婦人科医

承認相当　一般社団法人　日本耳鼻咽喉科頭頸部外科学会

表1-2　GL作成委員会構成員の利益相反

Med-El GMBH	寄附講座「人工聴覚器講座」	1件
メドエルジャパン	共同研究	1件
セオリアファーマ	顧問	1件

3. 資金提供者・スポンサー・利益相反

　本GLは，2019年度厚生労働科学研究費補助金「聴覚障害児に対する人工内耳植込術施行前後の効果的な療育手法の開発等に資する研究（19GC1007）」で組織されたGL作成委員会により作成され，特定の団体・企業からの支援を受けているものではない。

　利益相反の開示（**表1-2**）に関しては，GL作成委員会構成員全員が「一般社団法人 日本耳鼻咽喉科学会利益相反に関する指針2020年版」および「同細則」に従って申告し，開示した（http://www.jibika.or.jp/members/iinkaikara/pdf/about_coi_rule.pdf）。

4. 前書き

1）ヒトの聴覚の発達と，音声言語習得の臨界期について

　ヒトでは胎生後半に音に対する反応がすでに見られ[1]，出生時にはほぼ成人と同等に聴こえている[2]。大脳の聴覚の感覚野のシナプスは3歳半まで増加してその後減少する。聴覚による音声言語の獲得の過程はせいぜい2歳半までといわれている[3]。またその時期を過ぎて長く聴こえない状態が続くと，音声言語獲得が難しくなることが知られている（p.74：**解説Ⅰ-1参照**）[4]。この現象に深く関連した，次のような典型的な報告例が存在する[5]。

　幼小児期から主に手話，読唇など視覚活用のみでコミュニケーションをとっていた言語習得前失聴小児が8歳時に人工内耳（CI）手術を受け，その後長年にわたりCIを使って聴覚での言語理解を試みたが進歩はなかった。術後7年（15歳）時に脳機能画像検査（Positron emission tomography：PET）を行ったところ，本来聴覚刺激から言語を理解すべき側頭葉の聴覚連合野がCIを通して言葉を聞いても（聴覚刺激）活動せず，検査中の検者の口元を見た（読唇）ときに明確な活動が見られた。このことから，本症例は8歳に至るまで聴覚活用がほとんど行われず，そのため聴覚連合野が視覚刺激によって言語を理解する役割に変わってしまい，そのまま音声言語習得の臨界期を過ぎてしまったと考えられた。すなわち上記のように小児期の音声言語習得の臨界期以降は脳の機能の可塑性は失われて，再びCIなどで聴覚刺激が大脳に到達するようになっても言語理解が難しくなることを意味する。これらの事実が，難聴幼少児への介入が診断確定後早ければ早いほどCIなどで音声言語が良好に獲得できる理由であり[6,7]，また世界的に子どものCI手術の低年齢化が進んでいる理由でもある。

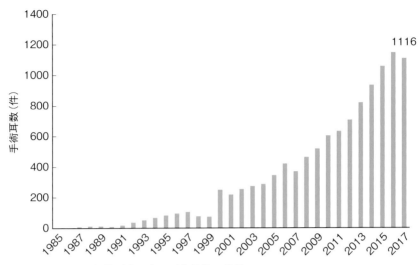

図 1-1　我が国の年代別人工内耳手術件数の推移
（1985〜2017 年，日耳鼻人工内耳データベースより）

　以上のことなどを踏まえて，本 GL は，難聴児が早期診断，早期介入（治療，療育）によって適正な言語，特に音声言語を獲得することを支援する目的で作成された。これにより難聴児の保護者や療育従事者が難聴児の療育に関する様々な選択肢の中から，難聴児の状態，年齢，環境等に応じてエビデンスに基づいた最適な療育方法を選択・実践する参考になることが期待される。

2）我が国の CI データベースから導かれた問題点

　近年我が国の先天性難聴に対する診療体制は，現在すでに全国で 87.6％の新生児に実施されている新生児聴覚スクリーニング（新スク）に代表されるように充実しており[8]，そのレベルは先進国にも匹敵するものとなっている。また補聴器（HA）でも聞こえない高度・重度難聴患者に対する CI は我が国に導入されてからすでに約 35 年経過し，CI 施行症例数はすでに 11,000 例を超えており（**図 1-1**）[9]，多くの高度・重度難聴者，特に成人の中途失聴者を中心に大きな福音をもたらしている。しかしその一方で，新スクでの難聴疑い（Refer）後の確定診断時期や，確定診断後の言語獲得，特に音声言語獲得のための最適な療育体制は欧米に比べて立ち遅れているといわざるを得ない面がある。

　近年，日本耳鼻咽喉科学会主導の CI 報告書から作られた CI データベースが解析された[9]。このデータベースは我が国で行われた CI のほぼ全例のデータが含まれていて，その分析から以下のことがわかった。

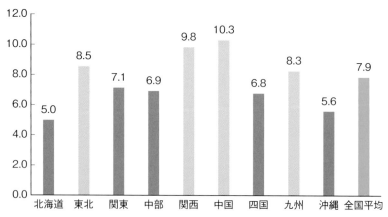

図 1-2　我が国の地域ごとの人工内耳手術件数
（人口 100 万人当たりの平均，日耳鼻人工内耳データベースより）

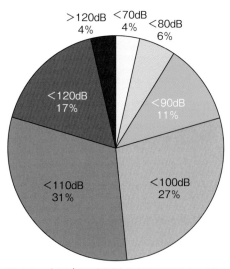

図 1-3　人工内耳手術例の良聴耳聴力レベル
（2017 年，日耳鼻人工内耳データベースより）

① CI 医療の普及の不足

　　欧米先進国と比較すると，我が国の先天性高度・重度難聴児の CI 手術件数はまだ半数
以下であり，実際には国内の CI を必要とする高度・重度難聴児の 30％程度にしか CI は
行われていないと推測された。またその原因に関連する一つのデータとして，成人，子ど
もともに国内の一定人口当たりの CI 手術件数は地域により 2 倍程度の差がみられた（**図
1-2**）[9]。

② CI 適応等の消極性

　　CI の有効性・安全性は日進月歩で向上しており，欧米先進国では近年は純音聴力が 70
dB 以上 90 dB 未満の高度難聴にも多く CI が適用されて効果を上げているが，我が国で
は現在でもそのような高度難聴に対する手術症例の比率は 2 割弱に留まっている（**図**

1-3)[9]。日本語の音声言語の周波数を考慮しても少ない割合である。

③ CI の低年齢化の遅滞

　先天性難聴児で CI が必要と診断された場合には，なるべく早くに手術を行うことは前述のような理由から世界的にコンセンサスが得られており[6,7]，欧米先進国では近年は 0 歳児（1 歳未満）の CI 手術が増加中であるが，我が国での CI 手術年齢はまだようやく 1 歳台の手術例の増加を認めるのみである。

　またデータベースの分析から導かれた問題点ではないが，その他にも次のような状況もみられる。

④我が国では CI 術後の適切な療育体制がまだ確立されていない地域がみられ，難聴児が CI 術後にもかかわらず当初から手話のみを用いて療育されるケースがある[10]。

⑤我が国の 30 年以上にわたる CI 医療の歴史にもかかわらず，CI 装用児の通常学校進学率が先進諸外国に比べて高くない，などの事実がある[11,12]。

　先進諸外国では新スクから早期介入，就学まで法律で制度が既定され，教育プログラム，人材，施設，手順などが整備されているが[13]，これに対して我が国では，医療，療育，政策など全般にわたる難聴児への介入の体制が整備されていないことが上記の問題点の一つの大きな原因として挙げられる。

3）我が国の難聴児の音声言語療育の問題点

　米国では難聴児療育の従事者として，Speech-language pathologist（SLP：コミュニケーション障害児の発声発語機能，言語や認知機能の評価や訓練を受け持つ専門職で，我が国の言語聴覚士に最も近い）と，オーディオロジスト［聴覚機能検査，聴覚管理（HA や CI），聴覚障害の（リ）ハビリテーションなどを受け持つ専門職］が難聴者の療育の主役であるが，U.S. Bureau of Labor Statistics（アメリカ合衆国労働統計局）の統計によれば，総数は SLP が 154,360 名[14]，オーディオロジストが 13,300 名いる[15]。さらにこれらの専門職の中には，Auditory-verbal therapy（AVT：聴覚音声言語療育）に特化して難聴児の療育に従事している約 600 人の AV therapist がおり[13]，これらの専門職と医師，聾学校教師などが加わって，多職種で各難聴児に対する最良の療育方法が定期的に検討されている。

　これに対して我が国の難聴療育に従事する専門職は主に言語聴覚士（Speech-language-hearing therapist：ST）である。言語聴覚士の職務は，音声・言語および聴覚などの訓練やこれに必要な検査および助言，指導などの援助を行うことである（言語聴覚士法，1997）[16]。すなわち米国での SLP とオーディオロジストの両者の役割に近いものを担っている。現在我が国の言語聴覚士の資格取得者は 34,489 人（2020 年）で，そのうち日本言語聴覚士協会の会員は約 54%（18,544 人，2019 年）だが，このうちで聴覚関係の業務に従事し

ている言語聴覚士は11%程度（2,082人）で[17]，さらに聴覚に専従しているとなると5%程度（約900人）と推測され，加えて日本では子どもの難聴に関わる言語聴覚士は少ない。また聴覚業務に専従する資格等は担保されていない。

以上から，我が国では言語聴覚士に代表される難聴療育に従事する専門職は米国に比べて，人口比（米：日＝2.6：1，2019）[18]，出生率（米：日＝1.22：1）[19]を考慮しても少数であるといえる。また人数のみならず，米国の難聴児の療育に携わる多数の専門職の業務を日本では少数の言語聴覚士のみが行っており，療育機関ではない特別支援学校（聴覚障害）の教員に頼っており，我が国の難聴療育はその意味でも不十分であることは明らかである。これらのことが難聴の療育に関連する多職種［医師，言語聴覚士，特別支援学校（聴覚障害）の教員等］の間に，音声言語獲得に関するエビデンスに基づいた最良の療育方針の情報の普及を難しくし，全国的に療育方針の不統一や知識不足という事態を引き起こしている可能性がある。また療育ばかりでなく，自治体に難聴児の把握や管理を行っている機関，人材が少ないことも難聴幼少児の療育の不備につながっている。より具体的には，次のような問題が生じている。

①新スクの結果すなわち難聴疑い（Refer）例を登録，追跡する体制が整備されていない

　　新スクが法制化されておらず各地方自治体等に十分な予算がないこと，また一般への難聴診療・療育の啓蒙の不足などの結果，難聴児を追跡する体制や個々の難聴児の療育の方向性を指示するコーディネーターなどの専門職が多くの自治体で欠如している。

②難聴の確定診断が的確にできる施設，人材が全国的に乏しい

　　精密聴力検査機関の数や診断の精度は地域によってかなり差がある。

③難聴確定後に難聴児の受け皿やHAの効果の評価，CIの適応の的確な判断ができる施設が少ない

　　難聴の確定診断ができても，その後どのように難聴児の乏しい聴覚を最大限に活用する方法で療育（Auditory-verbal therapy：AVT）しながらフォローし，どの時点でCIなど必要な医学的介入を行うか，あるいは視覚活用の方法を選ぶかなどの判断ができる人材，体制，組織が不足している。

このような我が国の現状が，冒頭に述べたようなCIデータベースの分析から明らかになった我が国の難聴児療育の問題点に深く関連していると考えられる。

4）GL作成の経緯

以上のような難聴児の療育の問題点は難聴児の親，保護者にとどまらず行政にも次第に知られるところとなり，2017年から始まった有志の国会議員や難聴診療・療育関係者による勉強会や，厚生労働省・文部科学省を交えた国会議員や有識者による検討や提言を経て，CI装用児の療育が我が国においてはなお不十分であるとの認識の下に，2018年度に長崎県

主導で厚生労働省 平成 30 年度障害者総合福祉推進事業「人工内耳装用難聴児に対する多職種による介入方法の実態調査」が行われた[10]。この調査では，全国の先進的な医療機関や療育機関の医師，言語聴覚士，教職員等の多職種による委員が協力して，医療機関・療育機関等のアンケートや現地調査から得られた結果を分析した結果，次のような提言がなされた。

①全国的な新スクと療育につながる体制の整備
　＊各自治体で難聴児を支える産科，耳鼻咽喉科，小児科医および療育関係者，療育・教育機関，自治体等での連携体制構築を検討する。
②マッピング施設と療育機関による情報・意見交換を通じた，CI 装用児を含む難聴児や保護者に対するサポート体制の構築
　＊国は，難聴児に対する早期介入の重要性やその後の適切な療育の重要性等を全国的に普及・啓発できる体制の構築を検討する。
　＊国は，児童発達支援センター，聴覚特別支援学校等における相談支援体制の推進（マニュアル作成）を検討する。
③医療関係者等の人材育成の推進
　＊国は医師，看護師，言語聴覚士，福祉職員等への研修プログラムの充実を検討する。

　さらに 2019 年 4 月 10 日に設立された国会議員による難聴対策推進議員連盟での検討により，Japan Hearing Vision が策定され，難聴（児）対策の提言を経ている[20]。
　これを受けて，厚生労働省は難聴児の療育に関する科学研究費補助金研究を公募し，今回当該研究が採択された（平成 31 年度の厚生労働省科学研究費補助金　II. 疾病・障害対策研究分野　4. 長寿・障害総合研究事業　（3）GC 障害者政策総合研究事業　GC-16 公募研究課題「聴覚障害児に対する人工内耳植込術施行前後の効果的な療育手法の開発等に資する研究」）。当該研究では，新スク等により早期発見された先天性高度・重度聴覚障害児に対する多職種連携による CI 術後の効果的な多職種連携の療育体制の構築を目指すことを目的としており，難聴が疑われた患児・家族のための療育を見据えたロードマップや，適切な情報提供に資するリーフレット等の作成とともに，CI 後の適切な療育手法に係る GL の作成が成果として求められた。これらの経緯を経て，今回高度・重度難聴幼少児に対する，特に CI 前後の適切な療育を支援することを目的に，科学的根拠（エビデンス）に準拠して本 GL（初版）を作成した。
　本診療 GL はあくまで難聴児の療育を支援するためのものであり絶対視するものではない（註 1）。これを実際に臨床の現場でどのように用いるかは，医療従事者の専門的知識と経験をもとに，患者およびその家族の意向や価値観を考慮して判断されるものである。有効性を示す高いレベルのエビデンスがないことは，その治療・療育法が無効であること，または行ってはならないことを直接的に意味するものではない。しかし，そのような治療・療育法

を用いる場合には，その臨床的有効性の評価，そして患者とのコミュニケーションについて一層の配慮が必要とされるものである。診療 GL における推奨事項は，個々の臨床状況で行われるべき医療・療育内容の法的根拠とはならないことを重ねて強調したい（Hurwitz 1999）[21]。本 GL は公表前に利用者ならびに患者の意見を反映し，さらに外部評価も受けた。

註1：GL は次のように位置づけられる。

規制（regulations）＞指令（directive）＞推奨（recommendation）≧指針（guideline）

［J Last 編，日本疫学会訳．疫学辞典第 3 版（一部追加）による］

参考文献

1) Johansson B, et al. Measurement of tone response by the human fetus. Acta Otolaryngol. 1964；57：188-192.

2) Sininger, YS, et al. The case for early identification of Hearing loss in children. Auditory system development, experimental auditory deprivation, and development of speech perception and Hearing. Pediatr Clin North Am. 1999；46：1-14.

3) Schorr EA, et al. Auditory-visual fusion in speech perception in children with cochlear implants. Proc Natl Acad Sci USA. 2005；102：18748-18750.

4) Sharma A, et al. Deprivation-induced cortical reorganization in children with cochlear implants. Int J Audiol. 2007；46：494-499.

5) Naito Y, et al. Development and plasticity of the auditory cortex in cochlear implant users：a follow-up study by positron emission tomography. Adv Otorhinolaryngol. 2000；57：55-59.

6) Dettman SJ, et al. Long-term Communication Outcomes for Children Receiving Cochlear Implants Younger Than 12 Months：A Multicenter Study. Otol Neurotol. 2016；37：e82-95.

7) Kanda Y, et al. Pediatric cochlear implantation in Nagasaki. Kubo T, et al. eds, Cochlear Implants - An Update. Kugler Publications, 2002, The Hague, The Netherlands, pp. 401-408.

8) 関沢明彦．すべての新生児が聴覚スクリーニング検査を受けて—確実に早期療育につながる体制の実現に向けて．第 3 回 難聴児の早期支援に向けた保険・医療・福祉・教育の連携プロジェクト会合（厚生労働省・文部科学省）．2019 年 5 月 30 日．
（https://www.mhlw.go.jp/content/12200000/000515735.pdf）

9) Kashio A, et al. Cochlear implants in Japan - Results of cochlear implant reporting system over more than 30 years. Auris Nasus Larynx. 2020；S0385-8146（20）30317-5. Online ahead of print.

10) 厚生労働省 平成 30 年度障害者総合福祉推進事業「人工内耳装用難聴児に対する多職種による介入方法実態調査業務」事業報告書．平成 31 年 3 月，長崎県．
http://www.pref.nagasaki.jp/shared/uploads/2019/05/1559040544.pdf

11) Uziel AS, et al. Ten-year follow-up of a consecutive series of children with multichannel cochlear implants. Otol Neurotol. 2007；28：615-628.

12) 土井勝美．小児人工内耳医療の将来展望．耳展．2010；53：400-407.

13) 髙橋晴雄，他．ロサンゼルス難聴小児療育施設の視察報告．耳鼻臨床．2020；113：605-613.

14) Occupational Employment Statistics：Occupational Employment and Wages, May 2019. 29-1127 Speech-Language Pathologists. https://www.bls.gov/oes/current/oes291127.htm

15) Occupational Employment Statistics：Occupational Employment and Wages, May 2018. 29-1181 Audiologists. https://www.bls.gov/oes/2018/may/oes291181.htm#nat

16) 言語聴覚士法．法律第百三十二号．1997 年 12 月 19 日．
https://www.mhlw.go.jp/web/t_doc?dataId=80998053&dataType=0&pageNo=1

17) 日本言語聴覚士協会．言語聴覚士とは．
https://www.japanslht.or.jp/what/

18) 世界の人口 国別ランキング・推移（国連），データ更新日 2020 年 5 月 1 日．Globalnote.

https://www.globalnote.jp/post-1555.html

19) 世界の合計特殊出生率 国別ランキング・推移. データ更新日 2020 年 5 月 27 日. Globalnote.
https://www.globalnote.jp/post-3758.html

20) 難聴対策推進議員連盟."Japan Hearing Vision" 〜ライフサイクルに応じた難聴者（児）支援を実現するために〜. 2020.
http://www.jibika.or.jp/members/information/jhv_200204.pdf

21) Hurwitz B. Legal and political considerations of clinical practice guidelines. BMJ 1999；318：661-664.

5. 作成目的ならびに目標

　本 GL の作成目的は，我が国の難聴児，特に先天性難聴児の言語獲得，特に音声言語の獲得のために，GL 作成委員のエビデンスに基づいたコンセンサスが得られ，推奨された診療・療育法を確立することである。この GL が難聴児の診療・療育にあたり臨床的判断を支援するために有益に活用されることを目標とする。

6. 利用者

　本 GL では，耳鼻咽喉科医，小児科医，言語聴覚士，特別支援学校（聴覚障害）教員，および児童発達支援センターや児童発達支援事業などの指導員を含めた，すべての難聴児および青年の診療・療育に携わる従事者を対象者とする。

　なお，GL を利用する際は，GL に記された診療・療育行為が GL 利用者の専門領域や経験によっては実施困難な場合があることを，利用者自身が判断する必要がある。

7. 対　象

　本 GL が対象とする患者は，原則としてはあらゆる原因により生じた言語習得前および言語習得中の難聴を持つ子どもである。また本 GL は先天性難聴と医療・療育の面では密接に関連する先天性難聴成人・青年例（若年発症型両側性感音難聴を含む）も一部取り扱っている（p.51：CQ Ⅳ-1，p.54：CQ Ⅳ-2 参照）。

　本 GL が対象とする患者，および対象としない患者を表 1-3 に示す。

表 1-3 本 GL が対象とする患者，および対象としない患者

対象とする患者	・先天性，言語習得前および言語習得期失聴の難聴を持つ子ども ・若年発症型両側性感音難聴で難聴を持つ例（青年を含む）
対象としない患者	・言語習得後失聴（中途失聴）の成人

8. エビデンスの収集

本 GL では，介入（療育）に関する CQ を作成時には「推奨および推奨度決定のために重視するアウトカム」について委員の意見を集約し，以下のアウトカムを抽出した。

・聴力
・音声言語発達
・QOL（Quality Of Life）
・学業・日常生活への影響
・介入（療育）の有害事象

文献検索

＊使用したデータベース：Pubmed，Cochrane Library，医中誌 version 5 で，その後抜けた必要な文献をハンドサーチでピックアップした。

＊対象年齢の設定：0〜12 歳とし，一部の先天性高度難聴例に関するものでは年齢設定はなしとした。

＊検索期間：初版のため検索期間の指定は行わなかった。

＊文献採択の方針：まずは，Abstract table を作成した。

＊RCT のシステマティック・レビュー（メタアナリシス），個々の RCT を優先した。それらがないときには，非 RCT やコホート研究，症例対照研究などの観察研究を採用した。

9. 推奨および推奨度の決定基準

1) エビデンスの質

AAP（American Academy of Pediatrics, Steering Committee on Quality Improvement and Management, 2004）の提案を採用した（**表 1-4**）。

2) 推奨の強さ

本 GL での介入（療育）の推奨の決定には，Minds（Medical Information Network Distribution Service）による『Minds 診療ガイドライン作成マニュアル 2017』（https://minds.jcqhc.or.jp/s/guidance_2017_0_h）を参照し，エビデンスの質の評価に加えて，益と害のバランスを考慮し決定する方針とした（**表 1-5, 6**）。具体的な決定は AAP が推奨する方法に準じた。

表1-4　エビデンスの質

A	よくデザインされた RCT，あるいは適切な対象に対するよくデザインされた診断的研究【強いエビデンス】
B	小さな限界を伴う RCT あるいは診断的研究；観察研究から得られる非常に一貫したエビデンスの存在【十分な（中程度の）エビデンス】
C	観察研究（症例対照研究，コホート研究）【弱いエビデンス】
D	専門家の意見，症例報告，基本的原理に基づく論拠【不十分な（とても弱い）エビデンス】

表1-5　推奨の強さ

強い推奨	強いエビデンスがあり（A），益は害より大きい 十分な（中等度の）エビデンスがあり（B），益は害よりはるかに大きい 研究実施上の制約により十分なエビデンスはないが（X），明らかに益が害よりはるかに大きい
推奨	十分な（中等度の）エビデンスがあり（B），益は害より大きい 弱いエビデンスがあり（C），益は害よりはるかに大きい 研究実施上の制約により十分なエビデンスはないが（X），明らかに益が害より大きい
オプション	専門家の意見や基本原理に基づく論拠以外に十分なエビデンスはないが（D），益が害を上回る。または，エビデンスはあるが（A，B，C），益と害が拮抗する。
非推奨	十分なエビデンスがなく（D），益と害が拮抗する

表1-6　推奨の強さの決定：「エビデンスの質」と「益と害のバランス」の関係

	エビデンスの質	益または害の優位性	益と害が拮抗
A.	よくデザインされた RCT，あるいは適切な対象に対するデザインされた診断的研究	強い推奨	オプション
B.	小さな限界を伴う RCT あるいは診断的研究；観察研究から得られる非常に一貫したエビデンスの存在	推奨	
C.	観察研究（症例対象研究，コホート研究）		
D.	専門家の意見，症例報告，基本的原理に基づく論拠	オプション	非推奨
X.	妥当性の高い研究の実施が不可能だが，益と害の優位性が明らかであるような例外的状況	強い推奨／推奨	

10. ▌▌エビデンスの評価

　GL 内の各テーマごとに複数の GL 作成委員が，対象患児の条件やテーマに明らかに該当しない文献を除外し，残りの文献の主たる知見を抽出し，研究方法論上のバイアスを評価した。さらに前述した文献採択の方針に従い，エビデンスとして採用する文献を選択した。なお，各文献の評価はテーマごとの担当者以外の委員の意見も加えて決定された。

11. リリース前のレビュー

　公開に先立ち，難聴幼少児の診療・療育に携わる耳鼻咽喉科医，小児科医，言語聴覚士らに本 GL 案に対する外部評価を依頼した。**表 1-7** に外部評価者を示す。外部評価は自由形式で評価をお願いした。

　外部評価者からの指摘に対してはその対応を本委員会で協議し，GL 最終版に反映させた（**表 1-8**）。

表 1-7　外部評価者

氏名	所属
小林俊光	東北大学名誉教授，仙塩利府病院 耳鼻咽喉科 耳科手術センター
高橋長久	心身障害児総合医療療育センター 小児科
黒木倫子	富士見台きこえとことばの教室-福祉型児童発達センター 施設長
新谷友良	全日本難聴者・中途失聴者団体連合会 理事長

表 1-8　外部評価者からの主な指摘とそれに対する本委員会の対応

指摘	対応
CQ Ⅲ-3　早期介入プログラムの 10 の原則に則って，我が国の社会資源を考えた現実的な支援体制についての提案が必要ではないか。	GL よりも提言等で記載すべき内容と判断し，記載を控えた。
CQ Ⅳ-1　CI 後に限った記載とした方がよい。	同章のその他の CQ も含めて当該記載を追記した。
CQ Ⅳ-2　現在の日本の現状ではということを明記したほうがよい。	解説末尾に当該記載を追記した。
CQ Ⅳ-2　療育方法の評価を通常学校への進学の有効性の視点から行うことは適切か。	適切ではない場合もあるため，「あくまでも教育の場の選択は障害児および保護者にある」との記載を追記した。
解説Ⅱ-1　ハウリング抑制の機能の記載を一部変更するほうがよい。	指摘について再検討し，一部記述を変更した。
発達検査の種別分類の修正が望ましい。	当該記載を修正した。
風疹ウイルスなどについても記載すべきではないか。	GL 改定時の検討事項とした。
人工内耳ノンユーザーの対処法にも踏み込んだほうがよい。	GL 改定時の検討事項とした。

12. 患者の希望

　本 GL の作成にあたり，「推奨度決定のために重視するアウトカム」について検討を行い，患者の希望を重視するとともに，益と害のバランスに配慮した。しかし，個々の患者，臨床状況に対応する際に，GL の推奨を一律に適用することは，「現場の意思決定の支援」という GL の趣旨に照らして本末転倒といわざるを得ない。現場での意思決定は，個々の患者の状態に応じて異なるものであり，常に GL をはじめとするエビデンスや推奨，医療者の経験・専門性，そして患者・保護者の希望，価値観を勘案して行われる必要があることを重ねて強調する。

13. 療育関係の用語解説

1）　コミュニケーション手段

①口話法（Oral Communication：OC）

　聴覚を用いてコミュニケーションを取る方法

　キュードスピーチを併用する場合もある

②トータルコミュニケーション（Total Communication：TC）

　音声言語と手話，身振り，キュードスピーチなどによる視覚情報を使ってあらゆる手段でコミュニケーションを取る方法

③キュードスピーチ（Cued speech）

　指（子音）と口の形（母音）で語を表し，言葉にする方法

　（例：指で「さ行」を，口で「え」を表すと，「せ」を意味する）

④手話（Sign language）

　手指，顔の表情，体の姿勢，動きを使用して言語を形成し伝える方法

⑤読唇（Lip reading）

　話者の口の動きから言葉を理解する方法

⑥読話（Speech reading）

　話者の口の動きだけでなく，聴覚，話者の表情・身振りやその他の手がかりから言葉を理解する方法

⑦指文字（Finger spelling）

　手と指を使って文字の綴りを表すことにより単語を伝える方法

第1章

2)　音声言語習得のための療育方法

① Auditory-verbal therapy（AVT 療育法：聴覚音声言語療育法）

残存聴覚を最大限に活用して音声言語を発達させる方法。この方法は音声言語のみを使うことに重点を置いているため，読唇，キュードスピーチなどの併用は推奨されない。

②聴覚口話法（Auditory-oral therapy：AOT）

残存聴覚を最大限に活用して音声言語を発達させる方法。HA や CI の使用も含まれる。また，読唇，キュードスピーチや自然なジェスチャーの使用も含まれる。

③トータルコミュニケーション法（TCT）

発語，読唇，聞き取り，手話，キュードスピーチ，読み取り，書き取り，および自然なジェスチャーをすべて使用してコミュニケーションを取る療育方法。

参考文献

1）CDC-Communication Brochure：Early intervention：Communication and Language for Families of Deaf and Hard-of-hearing Infants
https://www.cdc.gov/ncbddd/hearingloss/freematerials/Communication_Brochure.pdf

3)　その他の療育に関する用語

①聴覚活用療育法

聴覚を活用して言語習得を目指す療育法。上記2）の①，②が該当する。上記③の一部にも含まれる。

②視覚活用療育法

視覚を活用して言語習得を目指す療育法。上記③の一部に含まれる。

4)　難聴の程度分類

軽度難聴：	25 dB 以上 40 dB 未満
中等度難聴：	40 dB 以上 70 dB 未満
高度難聴：	70 dB 以上 90 dB 未満
重度難聴：	90 dB 以上

参考文献

1）日本聴覚医学会 難聴対策委員会 2014
https://audiology-japan.jp/cp-bin/wordpress/audiology-japan/wp-content/uploads/2014/12/a1360e77a580a13ce7e259a406858656.pdf

第2章

クリニカル
クエスチョン（CQ）

I. 新生児聴覚スクリーニング

CQ I-1　新生児聴覚スクリーニングに用いる最適の機器は何か

推奨

新生児聴覚スクリーニング（新スク）には自動聴性脳幹反応（AABR）が最適である。

推奨の強さ 強い推奨　　　　　**エビデンスの質** B

背景

　新スクにより，難聴児を早期に発見し，早期に療育を開始することは言語発達，コミュニケーション能力の向上をもたらし，児の QOL を高める可能性がある[1]。『産婦人科診療ガイドライン・産科編 2020』では，「インフォームドコンセントを取得したうえで聴覚スクリーニング検査を実施し，母子手帳に結果を記載する（推奨レベル B）」とし，新生児早期に機器を用いた聴覚スクリーニングを推奨している[2]。

　聴覚検査の方法として聴性脳幹反応（auditory brainstem response：ABR）が 1970 年代に開発され用いられてきた。これは聴覚伝導路の電気反応を記録するもので，自覚的聴力測定では反応の有無を的確に表すことのできない新生児や乳児においても測定できる客観的な方法で，難聴児の早期発見に役立ってきた。ABR は非常に微弱な電流を頭蓋の外から記録するものであり，被検者の少しの動きも影響するため，新生児では鎮静や防音室で熟練者による検査を必要とし，検査時間も約 30 分と長く，結果判定にも経験を要するためスクリーニングに向く検査とはいえない。その後，ABR 解析を自動で行う自動聴性脳幹反応（automated ABR：AABR）が開発された。これは新生児から発生した ABR をあらかじめ検査機器に登録されている正常波形とパターンマッチング法で比較するものであり，検査時間が非常に短く，簡便で自然睡眠での記録が可能な点からスクリーニングに適しているといえる[3]。

益と害の評価

- 患者が受ける利益：難聴の有無を高感度で正確に効率よく診断でき，オーディトリニューロパチースペクトラムの誤診率も低いことから，速やかに適切な介入，治療を行うことができる。

- 患者が受ける害・不利益：進行性や遅発性の難聴は発見できないことがあるため，その後

も検診や家庭での注意深い観察が求められる。

● 益と害のバランス：言語発達の妨げとなる難聴を早期発見でき，早期の治療や療育介入を行うことができるため，益は害よりも明らかに大きい。

● 患者の希望：保護者の同意を得て検査を行うことが必要である。

● 例外規定：なし

解説

　現在，新スクに使用されている機器は，AABR と耳音響放射（otoacoustic emission：OAE）の２つが主である。OAE には誘発耳音響放射（transiently evoked OAE：TEOAE）と歪成分耳音響放射（distortion product OAE：DPOAE）があり，一般的に新スクではDPOAE が用いられている。検査の精度として AABR に関しては，感度77.8〜89.2%，特異度95.6%〜100.0%であり[3,4]，OAE では松村らは，乳幼児例でも感度は100%と報告している[5]。ただし OAE は蝸牛の外有毛細胞の機能をみているもので，内耳より中枢側の聴神経障害などは感知できない。米国国立聴覚センター（National Center for Hearing Assessment and Management：NCHAM）の調査（1993年）では，検査の要再検（refer）率はAABR では4%以下であるが，OAE では平均7〜8%であった[6,7]。OAE は耳垢塞栓，著しい外耳道狭窄，中耳炎などがあると容易に検出不能となり，また出生直後の外耳道，中耳の羊水貯留にも影響を受けるため，refer 率が高くなる。我が国の厚生科学研究において，平成10年から3年間，約20,000人の新生児に AABR でスクリーニングを実施した結果では，両側 refer 率0.4%，片側 refer 率0.6%[6]で，米国の成績と比べ非常に低いものであった。また，我が国での OAE（2〜3回実施後）の refer 率（片側要再検を含む）は3〜5%であり[6]，NCHAM での結果同様，AABR の方が再検率は低かった。

　OAE が正常で AABR が無反応あるいは異常となる疾患には，オーディトリニューロパチースペクトラム（Auditory neuropathy spectrum disorder：ANSD）や蝸牛神経欠損・低形成があるが，問題となるのは ANSD である。ANSD では聴力障害の程度はさまざまであり，言語発達も正常のこともあれば全く語音が認識できず言語発達がみられないこともある。Joint Committee on Infant Hearing（JCIH）では，新生児集中治療室（NICU）児のスクリーニングの ANSD の可能性を考慮し[7]，ABR を行うことを推奨している[8]。また The American College of Obstetricians and Gynecologists（ACOG）の Guideline for Perinatal Care においても，5日以上 NICU に入院した子どもでは，神経性難聴を診断するためにABR を含んだスクリーニングを推奨している[9]。我が国では，令和2年の厚生労働省雇用均等・児童家庭局母子保健課長通知において，「オーディトリニューロパチースペクトラムでは，内耳機能は正常または正常に近いために OAE ではパス（反応あり）となるものの，蝸牛神経機能は異常であるため AABR ではリファー（要再検）となる。このため，初期検査および確認検査は AABR で実施することが望ましいこと」[10]とされており，スクリーニング初回から AABR が推奨される。また，スクリーニング回数においては，JCIH では偶

然のパスを増やしてしまうため，繰り返し（3回以上）のスクリーニング検査は推奨しない
とされている[8]。

　なお，JCIH は進行性・遅発性難聴のリスク因子を挙げ，該当する場合は新生児期に難聴
が顕在化しなくても，継時的な聴覚フォローアップを計画すべきであるとしている[8]。新ス
クをパスした場合でも遅発性難聴が出現する可能性があることを踏まえ，家庭での聞こえの
観察や，乳幼児健康診査などでの定期的な診察が必要である。

参考文献

1) Korver AMH, et al.；for the DECIBEL Collaborative Study Group. Newborn Hearing Screening vs Later Hearing Screening and Developmental Outcomes in Children With Permanent Childhood Hearing Impairment. JAMA. 2010；304：1701-1708.

2) 日本産科婦人科学会・日本産婦人科医会. 産婦人科診療ガイドライン 産科編 2020. CQ 802 生後早期から退院までにおける正期産新生児に対する管理の注意点は？2020, 日本産科婦人科学会事務局.

3) 吉田申一, 他. 新生児用自動 ABR 装置（AABR）による新生児聴覚スクリーニングの成績. 日耳鼻会報. 2002；105：804-811.

4) Jacobson JT, et al. Automated and conventional ABR screening techniques in high-risk infants. J Am Aca Audiol. 1990；1：187-195

5) 松村道哉, 他. 歪成分耳音響放射検査における OAE スクリーナー（GSI70）の信頼性に関する検討. 日耳鼻会報. 200；104：721-727.

6) 三科潤. 新生児聴覚スクリーニング（周産期）. 日本産科婦人科学会雑誌. 2003；55：1132-1141

7) Berg AL et al. Newborn Hearing screening in the NICU：Profile of failed auditory brainstem response／passed optoacoustic emission. Pediatrics 2005；116：933-938.

8) Joint Committee on Infant Hearing. Year 2019 Position Statement：Principles and Guidelines for Early Hearing Detection and Intervention Programs. JEHDI. 2019；4：1-44.

9) Guidelines for PERINATAL CARE, seventh edition. ACOG, 2012.

10) 新生児聴覚検査の実施について. 厚生労働省雇用均等・児童家庭局母子保健課長通知（令和 2 年 3 月 31 日）, 子母発 0331 第 3 号.

CQ Ⅰ-2 難聴確定診断のための適切な精密聴力検査法は何か

推奨

生後 3 カ月以内（早産児では修正月齢）に他覚的聴力検査を用いて左右耳別，周波数別閾値を測定し，自覚的聴覚検査と整合性を確認（cross-check）する。

推奨の強さ　強い推奨　　　　　**エビデンスの質**　　B

背景

　先天性難聴児の良好な言語発達には早期診断，早期介入が重要であり，米国の Early Hearing Detection and Intervention（EHDI）プログラムでは生後 2～3 カ月以内[1]，英国の Newborn Hearing Screening Programme（NHSP）では生後 8 週以内[2] での診断が推奨されている。我が国でも診断後の速やかな補聴器（HA）装用開始に結びつけるため，生後早期に効率よく左右耳別，周波数別の気導，骨導閾値の測定を行う必要がある。

益と害の評価

- 患者が受ける利益：難聴の有無，程度，種類を正確かつ効率的に診断することにより，速やかに適切な治療，療育が開始できる。
- 患者が受ける害・不利益：患者の月齢や状態によっては鎮静薬が必要となり，鎮静薬には副作用のリスクがある。ただし生後 2～3 カ月以内では自然睡眠で検査可能なことがある。
- 益と害のバランス：言語発達の妨げとなる難聴を早期に診断することで，必要な聴覚補償や療育の提供が可能となり，益は害より明らかに大きい。
- 患者の希望：鎮静薬は，副作用について説明し同意を得られた場合に使用する。
- 例外規定：NICU 入室児で修正月齢 3 カ月までの評価が困難な場合には，NICU 退室までに初期評価を行うことが推奨される。

解説

1. 検査時期

　先天性難聴児では，HA 装用開始月齢が早ければ早いほどその後の言語発達が良好であるという報告が多数あり[3,4,5]，近年では生後 3 カ月以内の HA 装用開始が良好な言語表出および言語理解と相関したという報告もある[3]。そのため，米国の EHDI プログラムでは生後 2 カ月以内，遅くても 3 カ月以内での診断が推奨されている[1]。英国の NHSP では生後（早産児では修正週数）0～4 週で初期評価，4～8 週で再評価を行うことが推奨されている[2]。このように世界的に生後 2～3 カ月以内での診断が推奨されるもう一つの理由として，自然睡眠で検査が可能なことがあげられる。電気生理学的聴覚検査は睡眠中に行う必要がある

が，生後8週以内であれば鎮静薬を使用せず自然睡眠で検査可能なことが多いとされている[2]。自然睡眠群（中央値で生後4カ月）での平均検査可能時間が49分，鎮静薬使用群（中央値で生後23カ月）の平均検査可能時間が58分との報告もあり[6]，月齢が低いほど自然睡眠で十分な検査時間が確保できる。自然睡眠で検査可能な低月齢の時期に複数回の他覚的聴力検査を行い，再現性を確認することが理想的である。

　なお，NICUで治療歴のある子どもは，そうでない子どもと比較して難聴を呈する割合が高いため聴覚評価が重要であるが[7]，修正月齢3カ月の時点では生命に関わる治療中であることも多い。その場合にはNICU退室時までに初期評価を行うことが推奨される[1]。

　Auditory brainstem response（ABR）測定閾値は，生後6～8カ月程度，早産児では胎生80週程度までは自然改善の報告があり，他覚的聴力検査と自覚的聴力検査を複数回行い，再現性や整合性を確認する必要がある[8]。しかし，正確で詳細な検査結果が得られるまでHA装用を待つことは，早期介入による良好な言語発達獲得を妨げるリスクがある。American Academy of Audiology（AAA）のGLでは，低周波数域および高周波数域などの少なくとも2つの周波数域帯の推定閾値が取得できれば補聴器装用を開始できるとしており[9]，最低限の診断でHA装用を開始した上で，その後も繰り返し検査を行い，正確な聴力の把握とHA調整と並行して行うことが推奨される。

2.　他覚的聴力検査

　自覚的聴力検査のみでは聴力が判断できない乳幼児，特に生後6カ月以内の子どもでは，他覚的聴力検査により聴力を推定する。他覚的聴力検査の標準検査はABRであり，左右耳別に周波数特異的閾値を推定でき，難聴の種類，程度，聴力型の診断が可能である[2]。ABRの測定刺激にはいくつか種類があるが，診断後の速やかなHA装用開始を念頭におくと，難聴の種類（伝音難聴，感音難聴，混合性難聴）や左右耳別の周波数特異的閾値を測定する必要がある。click刺激は我が国で広く普及しており，閾値評価に加え潜時や波形の解析やAuditory Neuropathy（AN）の評価に有用で，新スクや脳幹機能評価にも利用されている。しかし低中音域の聴力評価が困難で周波数特異性も低い点から，HAフィッティングを念頭においた検査としては適さない。短音であるtone burstやtone pip刺激は周波数特異的検査が可能で，複数の質の高い試験で推定閾値と自覚的聴力検査の閾値が良好な相関を示すことが証明されている[10,11]。そのため欧米では，tone burst/pip刺激を用いたABRによる500 Hz，1000 Hz，2000 Hz，4000 Hzの4周波数における気導および骨導閾値を測定することが標準検査とされている[1,2]。近年ではnarrow-band chirp（NB CE-Chirp）刺激が普及してきており，NB CE-Chirpを用いたABRは，click刺激やtone pip刺激と同等の閾値測定が可能で，tone pip刺激より波形の振幅が大きく，測定時間は短いとの報告がある[12,13]。同様に，我が国でも近年普及してきた聴性定常反応（Automated Steady-State Response：ASSR）は健聴児の推定閾値のばらつきが大きく，測定値から推定閾値を計算する標準補正式が確立されていない点[14]，骨導閾値評価のエビデンスが欠如している点[15]から，現時点で単独での確定診断を推奨する文献はない。しかし最新の測定法では左右同時測定により測

表 2-1　一般的な ABR および ASSR の測定方法とその特徴

刺激音	ABR			次世代 ASSR
	click	tone burst/pip	NB CE-Chirp	NB CE-Chirp
測定可能な周波数	周波数特異性に乏しい，高音域に該当	基本 4 周波数（0.5，1, 2, 4 kHz）測定可	基本 4 周波数（0.5，1, 2, 4 kHz）測定可	基本 4 周波数（0.5，1, 2, 4 kHz）測定可
骨導閾値測定	可	可	可	可能だが，正確性が未確立[14]
蝸牛マイクロホン電位測定	可	不可	不可	不可
測定時間	測定内容による	比較的長い	振幅が大きく tone burst/pip より短時間で測定可[11,12]	両耳同時測定により NB CE-Chirp ABR より短時間で測定可[15]
その他の特徴	AN など内耳性以外の難聴との鑑別可[1]	論文での報告が多くエビデンスが確立している	click や tone burst/pip と比較して振幅が大きく閾値を判断しやすい[11,12]	閾値の情報のみしか得られない推定閾値の計算法が未確立[13]

定時間が短縮され[16]，周波数別の気導閾値測定目的の ASSR と骨導閾値および蝸牛マイクロフォン電位 Cochlear Microphonics（CM）測定目的の click ABR を組み合わせると短時間（20～30 分）で質の高い評価が可能との報告も出てきている[17]。このように複数の検査方法の有用性が報告されているが，各施設の検査体制により，tone burst/pip ABR，NB CE-Chirp ABR，もしくは click ABR と ASSR の併用を行い，生後早期に左右耳別，周波数別閾値を測定し HA 装用に結びつけることが重要である。なお，ABR 測定閾値から推定閾値を計算する補正式は刺激の種類によって異なるため，注意が必要である（表 2-1）[2]。

　上記いずれかの検査法で最大刺激でも無反応の場合，AN が鑑別に上がる。その際は，AN を実証する方法として極性が異なる 2 つの click 刺激（rarefaction click と condensation click）を用いた CM 測定を追加することが望ましいが[18]，耳音響放射（Otoacoustic Emission：OAE）の使用も AN の鑑別に有用である[1]。

3. 自覚的聴力検査

　他覚的聴力検査は音刺激による電気生理的反応を測定しており，実際の聴力を測定しているわけではない。できるだけ早期に自覚的聴力検査を行い，他覚的聴力検査結果との整合性を確認（cross-check）する必要がある。生後 6 カ月未満では一般的に聴性行動反応聴力検査（Behavioral Observation：BO）が行われているが，提示音へ反応を示さなかった場合であっても難聴があるとは断言できないため，診断目的ではなく他覚的聴力検査後の cross-check 目的での使用にとどめる[19]。6～24 カ月では条件詮索反応聴力検査（Conditioned Orientation Response Audiometry：COR）を含む視覚強化聴力検査（Visual Reinforcement Audiometry：VRA）が標準検査とされており[20]，遊戯聴力検査（Conditioned Play Audiometry：CPA）や標準純音聴力検査（Pure Tone Audiometry：PTA）との相関も証明され

ている。一度 VRA の条件付けが成立すれば，閾値は刺激の種類に影響を受けず，イヤホン（挿入形）やヘッドホン（耳載せ形）を用いた左右耳別の気導検査も，骨導閾値の検査も可能である[20]。Widen らは，発達の程度にもよるが，条件付けは生後5カ月以降に形成され出すことから，生後4〜5カ月から左右耳別の VRA を開始すべきとしている[20]。24カ月以上では CPA が確立された方法として報告されている[21]。

4. 補足的検査

中耳機能の評価は伝音難聴，感音難聴の区別に有用である。ティンパノメトリは中耳の液体貯留を評価可能だが，9カ月までの乳児では，226 Hz ではなく 1000 Hz プローブの方が感度・特異度ともに高く，1000 Hz プローブの使用が推奨される[22]。近年，ワイドバンドティンパノメトリ（wideband tympanometry：WBT）が，乳児の中耳液体貯留検出に有用で再現性も高いとの報告が複数あり[23,24]，使用可能な施設では本検査の使用が推奨される。OAE は単独での閾値推定は困難だが，他の検査結果の裏付けや AN など後迷路性難聴の鑑別が可能である[1]。音響性耳小骨筋反射（Acoustic Reflex：AR）も同様に AN 診断の補助となる[1]。

参考文献

1) Joint Committee on Infant Hearing. Year 2019 Position Statement：Principles and Guidelines for Early Hearing Detection and Intervention Programs. JEHDI. 2019；4：1-44.
2) NHSP Clinical Group. Guidelines for the early audiological assessment and management of babies referred from the Newborn Hearing Screening Programme. Version 3.1. 2013.
https://www.thebsa.org.uk/wp-content/uploads/2014/08/NHSP_NeonateAssess_2014.pdf
3) Vohr B, et al. Language outcomes and service provision of preschool children with congenital Hearing loss. Early Hum Dev. 2012；88：493-498.
4) Kennedy CR, et al. Language ability after early detection of permanent childhood Hearing impairment. N Engl J Med. 2006；354：2131-2141.
5) Sininger YS, et al. Auditory development in early amplified children：factors influencing auditory-based communication outcomes in children with Hearing loss. Ear Hear. 2010；31：166-185.
6) Janssen RM, et al. The British Columbia's Children's Hospital tone-evoked auditory brainstem response protocol：how long do infants sleep and how much information can be obtained in one appointment? Ear Hear. 2010；31：722-724. doi：10.1097/AUD.0b013e3181ddf5c0. PubMed PMID：20473179.
7) Robertson CMT, et al. Permanent bilateral sensory and neural Hearing loss of children after neonatal intensive care because of extreme prematurity：A thirty-year study. Pediatrics. 2009；123：e797-e807.
8) Bovo R, et al. Is very early Hearing assessment always reliable in selecting patients for cochlear implants? A case series study. Int J Pediatr Otorhinolaryngol. 2015；79：725-731.
9) American Academy of Audiology. American Academy of Audiology Clinical Practice Guidelines. Pediatric Amplification. 2013.
https://www.audiology.org/sites/default/files/publications/PediatricAmplificationGuidelines.pdf
10) McCreery RW, et al. The impact of degree of Hearing loss on auditory brainstem response predictions of behavioral thresholds. Ear Hear. 2015；36：309-319. doi：10.1097/AUD.0000000000000120, PubMed PMID：25470369；PubMed Central PMCID：PMC4409932.
11) Delaroche M, et al. Behavioral audiometry：validity of audiometric measurements obtained using the " Delaroche protocol" in babies aged 4--18 months suffering from bilateral sensorineural Hearing loss. Int J Pediatr Otorhinolaryngol. 2006；；70：993-1002. PubMed PMID：16324753.

12）Cebulla M, et al. Evaluation of waveform, latency and amplitude values of chirp ABR in newborns. Int J Pediatr Otorhinolaryngol. 2014；78：631-636. https://doi.org/10.1016/j.ijporl.2014.01.020

13）Ferm I, et al. Comparison of ABR response amplitude, test time, and estimation of Hearing threshold using frequency specific chirp and tone pip stimuli in newborns. Int J Audiol. 2013；52：419-423. doi：10.3109/14992027.2013.769280

14）Sousa AC, et al. Longitudinal comparison of auditory steady-state evoked potentials in preterm and term infants：The maturation process. Int Arch Otorhinolaryngol. 2017；21：200-205. https://doi.org/10.1055/s-0036-1584888

15）Casey KA, et al. Comparisons of auditory steady state response and behavioral air conduction and bone conduction thresholds for infants and adults with normal Hearing. Ear Hear. 2014；35：423-439. https://doi.org/10.1097/AUD.0000000000000021

16）Sininger YS, et al. Evaluation of Speed and Accuracy of Next-Generation Auditory Steady State Response and Auditory Brainstem Response Audiometry in Children With Normal Hearing and Hearing Loss. Ear Hear. 2018；39：1207-1223. doi：10.1097/AUD.0000000000000580. PubMed PMID：29624540.

17）Mourtzouchos K, et al. Comparison of click auditory brainstem response and chirp auditory steady-state response thresholds in children. Int J Pediatr Otorhinolaryngol. 2018；112：91-96. doi：10.1016/j.ijporl.2018.06.037. Epub 2018 Jun 26. PubMed PMID：30055747.

18）Starr A, et al. Auditory neuropathy. Brain. 1996；119（Pt. 3），741-753.

19）American Academy of Audiology. Assessment of Hearing in Infants and Young Children. https://www.audiology.org/sites/default/files/publications/resources/Clin%20Guid%20Doc_Assess_Hear_Infants_Children_1.23.20.pdf

20）Widen JE, et al. A multisite study to examine the efficacy of the otoacoustic emission/automated auditory brainstem response newborn Hearing screening protocol：results of visual reinforcement audiometry. Am J Audiol. 2005；14：S200-S216.

21）Norrix LW. Hearing Thresholds, Minimum Response Levels, and Cross-Check Measures in Pediatric Audiology. Am J Audiol. 2015；24：137-144. https://doi.org/10.1044/2015_AJA-14-0095

22）Hoffmann A, et al. Feasibility of 1000Hz tympanometry in infants：Tympanometric trace classification and choice of probe tone in relation to age. Int J Pediatr Otorhinolaryngol. 2013；77：1198-1203. https://doi.org/10.1016/j.ijporl.2013.05.001

23）Hunter LL, et al. Wideband middle ear power measurement in infants and children. J Am Acad Audiol. 2008；19：309-324.

24）Voss SE, et al. Reflectance measures from infant ears with normal Hearing and transient conductive Hearing loss. Ear Hear. 2016；37：560-571. https://doi.org/10.1097/AUD.0000000000000293

Ⅱ.　先天性サイトメガロウイルス感染症

CQ Ⅱ-1　新生児聴覚スクリーニングでの難聴疑い例にいつどのように検査すべきか

推奨

新生児聴覚スクリーニングで難聴の疑い（refer）であれば，確定診断前であっても，生後21日以内に採取した尿検体を用いて等温核酸増幅法によるサイトメガロウイルス（CMV）DNA検出法で検査を行うことを推奨する。

推奨の強さ　強い推奨　　　　　**エビデンスの質**　B

背景

　先天性CMV感染症（CCMVI）は妊婦のCMV初感染，再感染もしくは再活性化により垂直感染することで発症する。症状の程度は無症状から致命的な状態まで様々で，中枢神経系や感覚器における恒久的な障害を残すことがある。なかでも難聴は重要な合併症の一つで，進行性に増悪する感音難聴を特徴としており，特に先進国においては先天性難聴の主たる原因の一つである[1]。

　CQ Ⅱ-2（p.31）で述べる抗ウイルス療法の有効性のエビデンスが現時点では生後30日以内に治療開始した場合にのみ得られていることから，できるだけ早い時期にCCMVIの確定診断をすることが求められる。近年新たな無侵襲性のCCMVIの診断として新生児尿を用いた等温核酸増幅法によるCMV-DNAの検出法が開発され[2]，2018年1月には保険収載されて商業ベースでの確定検査が可能となった。

　一方でCCMVIの難聴は遅発性に発症することがあり，新生児聴覚スクリーニング（新スク）は異常なし（Pass）であったが徐々に難聴が出現し，補聴器（HA）や人工内耳（CI）を必要とするレベルに進行することもある。このような場合には，出生早期のCMV検査を受ける機会を逸しているため，「解説」にて後述するように乾燥臍帯や生後まもなく採取されたろ紙血検体を用いた後方視的診断が可能なことがある[1,3,4]。

益と害の評価

● 患者が受ける利益：正確，無侵襲で迅速なCCMVIの診断が可能となる。
● 患者が受ける害・不利益：採尿バッグ使用時の皮膚炎やカテーテル導尿での尿道損傷の恐れがあるが，いずれも軽症ないしは非常にまれである。
● 益と害のバランス：CCMVIの早期診断，治療により聴力の改善，ひいては将来的に良好

な音声言語の理解と表出を期待することができ，益は害よりはるかに大きい。
- ●患者の希望：患者の保護者へ説明し，同意を得ることが望ましい。
- ●例外規定：患者の保護者が検査を希望しない場合。

解説

　本CQでは，CCMVIの診断時期と診断方法が問われているが，まず診断時期については，出生直後から児は産道分泌液や母乳や同胞との接触，周囲の環境からCMVに感染する機会が多いため，生後21日以降の検体では後天性感染と判別できなくなるという診断学的制約がある[1,3]。その理由は，生まれて間もなくの後天性CMV感染（最も多いのは経母乳感染）では生後21日以内にウイルスを排泄することはなく，通常生後6週くらいから排泄するようになるからである[5]。しかし新スクで難聴疑い（refer）となった場合には，難聴の確定診断が下されるまで待つとしばしば生後21日を過ぎてしまうため，精密検査による難聴の確定診断が行われていなくても，生後21日までに採尿して検査を実施することが望ましい。このような問題を解決する戦略として，生後早期に診断するためにuniversal screening（すべての新生児を対象とする）とtargeted screening（refer例のみを対象とする）が提唱されているが，無症候性CCMVIを治療適用とするべきか否かの結論が出ていないこともあり，現時点では後者が推奨されている[4]。なお，米国ではいずれの方法においても，医療経済的には優れているとされている[6]。

　遅発性に難聴が出現するなど，生後21日を超過してCCMVIを疑った場合，出生後に先天性代謝異常症等スクリーニング検査のために採取した乾燥ろ紙血を検査機関に問い合わせて取り寄せ，real-time PCRなどの核酸増幅検査法を行うことで診断可能であるが[4]，我が国では一般に乾燥ろ紙血の保管期間は1年間程度で，以後は利用できない欠点がある。この他に家庭で保管されている乾燥臍帯を利用する方法もあるが，これらの後方視的診断手法については手技によるばらつきがあり感度も高くない[1,2]。例えば乾燥ろ紙血を使用した前向き研究の結果では感度62.3%（95%信頼区間54.8〜69.3%）[4]と報告されており，陰性の結果でもCCMVIを除外することはできないという問題が残る[3]。

　次にCCMVIの診断法に関しては，生後21日以内の尿からのウイルス分離がゴールド・スタンダードとされる。しかし実施できる施設は限られ，結果が出るまでに時間もかかり過ぎる。またCMV特異的IgMの検出は正診率が低く，確定診断法として満足すべきものではない[7]。PCR法をはじめとする核酸増幅法が検査の主流となった理由がそこにある。

　検体としては尿が最も優れている[3]。唾液には出生後早期であっても母乳や産道に排出されたCMVが混入していることがあり，陽性となった場合には唾液を再検査する[8]，もしくは尿で確認検査を行うことが推奨される[3]。血液中のウイルス量は尿や唾液と比べてかなり少ないため，偽陰性となる恐れがある[9]。

参考文献

1）Marsico C, et al. Congenital cytomegalovirus infection：advances and challenges in diagnosis, prevention and treatment. Ital J Pediatr. 2017；43：38.

2）Fujii T, et al.；Japanese Congenital Cytomegalovirus Study Group. Newborn congenital cytomegalovirus screening based on clinical manifestations and evaluation of DNA-based assays for in vitro diagnostics. Pediatr Infect Dis J. 2017；36：942-946.

3）Luck SE, et al.；ESPID Congenital CMV Group Meeting, Leipzig 2015. Congenital cytomegalovirus：a European expert consensus statement on diagnosis and management. Pediatr Infect Dis J. 2017；36：1205-1213. doi：10.1097/INF.0000000000001763.

4）Wang L, et al. Dried blood spots PCR assays to screen congenital cytomegalovirus infection：a meta-analysis. Virol J. 2015；12：60. doi：10.1186/s12985-015-0281-9.

5）Mocarski ES Jr, et al. Cytomegalovirus. In：Knipe DM, et al.（ed.）, Fields Virology 6th ed. pp.1960-2014. Wolters Kluwer/Lippincott Williams & Wilkins, Philadelphia, 2013.

6）Gantt S, et al. Cost-effectiveness of universal and targeted newborn screening for congenital cytomegalovirus infection. JAMA Pediatr. 2016；170：1173-1180. doi：10.1001/jamapediatrics.

7）Koyano S, et al.；Japanese Congenital Cytomegalovirus Study Group. Screening for congenital cytomegalovirus infection using newborn urine samples collected on filter paper：feasibility and outcomes from a multicentre study. BMJ Open. 2011；1：e000118.

8）Leruez-Ville M, et al. Risk factors for congenital cytomegalovirus infection following primary and non-primary maternal infection：a prospective neonatal screening study using polymerase chain reaction in saliva. Clin Infect Dis. 2017；65：398-404. doi：10.1093/cid/cix337.

9）Inoue N, Koyano S. Evaluation of screening tests for congenital cytomegalovirus infection. Pediatr Infect Dis J. 2008；27：182-184.

最適の治療時期はいつか，またいつまで可能か

推奨

生後 1 カ月以内に治療開始することを推奨する。治療期間は 6 カ月とする。

推奨の強さ　強い推奨　　　　　エビデンスの質　B

背景

　先天性サイトメガロウイルス感染症（CCMVI）は **CQ Ⅱ-1**（p.28）に示した通り，難聴が最も重要な合併症の一つであり，聴力の改善と難聴の進行予防を目的としてバルガンシクロビル（我が国では 2018 年 12 月ドライシロップ製剤が発売開始）内服やガンシクロビル点滴静注による治療が行われている[1]。薬物の選択としては，一般には主に内服薬である前者が使用されており，後者で治療開始する場合も，内服可能な状態となったら前者に移行する[3]。

　バルガンシクロビル，ガンシクロビルには好中球減少をはじめとした副作用があり，定期的なモニタリングが必要である[1]。

　なお現在国内で，感音難聴を含む中枢神経障害を有する CCMVI 児を対象とした，バルガンシクロビル内服 6 カ月治療の保険収載を目指した医師主導治験が進行中である。

益と害の評価

- ●患者が受ける利益：聴力の改善と難聴の進行の抑制ができる可能性がある。聴覚に関わらない発達予後の改善も認められている。
- ●患者が受ける害・不利益：薬物の副作用が生じるリスクはある。ただそれらは定期的なモニタリングを適切に行い，適宜休薬や減量を行うことで低減できる。
- ●益と害のバランス：聴力の改善，ひいては将来的に良好な音声言語の理解と表出という益は薬物の副作用等の害よりはるかに大きい。
- ●患者の希望：現時点では保険適用外使用となるため，保護者に治療の益・害について説明し，同意を得ることが必須である。
- ●例外規定：患者の保護者から同意が得られず治療を選択されなかった場合，副作用のリスクが医学的に容認できないレベルである場合，治療開始が遅れた場合が想定される。

解説

　CCMVI の治療に関しては，ガンシクロビルによる Phase Ⅱ研究[5]やランダム化比較試験[6]およびバルガンシクロビルによるランダム化比較試験[2]において高いエビデンスレベルで有効性がすでに報告されている。

　ガンシクロビルの Phase II 研究では，30 例において聴力予後を 6 カ月以上追跡できた。治療開始時点で聴力異常があった児 17 名のうち 3 名には改善を認め，14 名は不変だった。治療開始時点で聴力正常だった児 13 名のうち 11 名で聴力が悪化したが，無治療の場合の自然予後との比較はない。好中球減少が 69%（500〜1000 が 39%，500 未満が 30%）に認められた他，血小板減少が 38%（2〜5 万が 29%，2 万未満が 9%），AST 上昇（>250 IU/dL）が 36%，ALT 上昇（>150 IU/dL）が 36% に認められている[5]。しかし対照群がないため，CCMVI そのもので出現する血球減少や肝機能障害との区別はつかない。

　ガンシクロビルのランダム化比較試験では，6 週間の点滴静注療法開始前と治療終了後 1 年以上経った時点での聴力を比較して，best ear assessment では対照群では改善 0%，不変（聴力正常のまま）26%，不変（同レベルの聴力障害）5%，増悪 68% であったのに対し，治療群においては改善 17%，不変（聴力正常のまま）33%，不変（同レベルの聴力障害）29%，増悪 21% であり，増悪例とそれ以外の例との比率の比較で両群に有意差（p=0.002）を認めた。Total ear assessment でも同様の傾向を認めた。Grade 3-4 の好中球減少が治療群（63%）で対照群（21%）より有意に高頻度に認められたが，血小板数，総ビリルビン，ALT，クレアチニンには両群で有意差は認めなかった[6]。

　バルガンシクロビルのランダム化比較試験では，6 週間治療群と 6 カ月治療群との間で有効性や安全性を比較している。生後 12 カ月時点での total ear assessment で，聴力改善または正常維持の割合は 6 カ月治療群（73%）で 6 週間治療群（57%）と比べて有意（p=0.01）に多く，この傾向は生後 24 カ月の時点でも維持されていた（77% 対 64%，p=0.004）。また生後 24 カ月時点での Bayley 乳幼児発達検査（第 3 版）による発達評価で，認知，言語（受容，表出），運動（微細，粗大）の全領域において 6 カ月治療群は 6 週間治療群に勝っていた（それぞれ p 値は 0.02，0.004，0.01）。Grade 3〜4 の好中球減少は，治療開始 6 週間以内に 19% の症例に認められた。それ以降の出現率は 6 週間治療群で 27%，6 カ月治療群で 21% と有意差がなかった[2]。いずれの研究においても後遺症が残ったり致死的転帰を取ったりする重症例はなかった。以上の研究に基づき，アメリカ小児科学会ではバルガンシクロビル 6 カ月治療が推奨されている[3]。このように治療期間の前向き比較研究は，バルガンシクロビル 6 週間と 6 カ月を比べたものしかなく，後者で前者より良好な成績が得られた[2]。このことから，少なくとも 6 カ月間の治療の妥当性は認められる。6 カ月以上の治療期間を設けることについては有効性や安全性について，現時点で確立したエビデンスは存在しない。Bilavsky らは 12 カ月間の抗ウイルス療法（主にバルガンシクロビル，一部ガンシクロビル）を行い，治療終了後 1 年以上追跡できた症例を後方視的にまとめ，77 患耳のうち 50 耳（64.9%）が改善，22 耳（28.6%）は不変，5 耳（6.5%）が増悪したと報告しているが，他の治療期間との比較はされていないため 6 カ月を超えた治療の有効性がより高いかどうかは検討できない[10]。

　治療開始時期に関しては，以上の前向き比較臨床研究の対象者はすべて生後 1 カ月未満の児である。したがって生後 1 カ月未満の児に対しては少なくともこれらの薬物治療の有効性

は確立されているといえるため，現在はできる限り生後早期に治療を開始することが望ましいとされている。

　一方，生後 1 カ月を超えて治療を開始した報告は後方視的観察研究で少数のみ存在し，del Rosal らは症候性 CCMVI の 13 例（治療開始時点で患耳 18，健耳 8）について，中央値 3 カ月（1.8～8.8 カ月）から主にバルガンシクロビルで 6 カ月治療し，12 カ月後に聴力の改善もしくは増悪防止の効果が得られたと報告している（18 患耳では 7 患耳が改善し増悪例なし：8 健耳では増悪なし）[7]。このことから，エビデンスレベルは低いものの，生後 3 カ月前後でもバルガンシクロビルの CCMVI に対しての効果は否定的ではない。

　また Dorfman らの後方視的観察研究では症候性 CCMVI の 66 例，出生時無症候性であったが遅発性難聴を呈した 25 例について，前者は中央値で生後 14 週（5～77 週），後者は中央値生後 53.3 週（12～156 週）で治療開始し，前者では 45 患耳中 30 耳（66.7％）で改善，13 耳で不変，2 耳で増悪，後者では 42 患耳中 38 耳（90.5％）で改善がみられたと報告している。ただし，治療プロトコールはバルガンシクロビル 17 mg/kg/dose を 1 日 2 回で 12 週，その後 1 日 1 回投与として 1 年間という独自のものだった[8]。このように，特に遅発性に難聴が出現する児には生後 1 年からでもバルガンシクロビルの効果は否定できない。

　一方で McCrary らは，バルガンシクロビル治療終了後中央値 3.2 年（0.3～10 年）の観察を行った 16 症例の後方視的研究を行い，14 例で有意差はなかったものの聴力の増悪がみられ，適切な治療開始を行ったとしても聴力の長期予後に与える影響は限定的と結論付けられている[9]。ただし，この報告における治療開始時期は 1 カ月未満が 8 例，1 カ月を超えてからが 8 例であり，治療期間は 6 週間以内が 6 例，6 週間以上 6 カ月未満が 7 例，6 カ月間が 3 例の平均 92.7 日となっており，治療開始時期や治療期間別にサブ解析はされていないため，治療成績が振るわなかった理由として治療開始の遅れや治療期間の不足があったことは否定できない。

　ガンシクロビルやバルガンシクロビルに関しては，動物実験において催奇形性，遺伝毒性，発がん性および妊孕性への影響が報告されていることから，エビデンスが明らかになっていない治療開始時期，治療期間，用量を採用することは望ましくない。

　またホスカルネットをはじめとした他の抗ウイルス薬を用いた CCMVI の治療については，確立したエビデンスは存在しない。

参考文献

1) Luck SE, et al.；ESPID Congenital CMV Group Meeting, Leipzig 2015. Congenital cytomegalovirus：a European expert consensus statement on diagnosis and management. Pediatr Infect Dis J. 2017；36：1205-1213. doi：10.1097/INF.0000000000001763.

2) Kimberlin DW, et al. Valganciclovir for symptomatic congenital cytomegalovirus disease. N Engl J Med. 2015；372（10）：933-943

3) Red Book 2018-2021：Report of the Committee on Infectious Diseases. Committee on Infectious Diseases, American Academy of Pediatrics. Kimberlin DW, Brady MT, Jackson MA（ed.），2018, pp. 317-322, 922-925.

4） Oliver SE, et al. ; National Institute of Allergy, Infectious Diseases Collaborative Antiviral Study Group. Neurodevelopmental outcomes following ganciclovir therapy in symptomatic congenital cytomegalovirus infections involving the central nervous system. J Clin Virol. 2009 ; 46（Suppl 4）: S22-26.

5） Whitley RJ, et al. Ganciclovir treatment of symptomatic congenital cytomegalovirus infection : results of a phase II study. National Institute of Allergy and Infectious Diseases Collaborative Antiviral Study Group. J Infect Dis. 1997 ; 175 : 1080-1086.

6） Kimberlin DW, et al. ; National Institute of Allergy and Infectious Diseases Collaborative Antiviral Study Group. Effect of ganciclovir therapy on Hearing in symptomatic congenital cytomegalovirus disease involving the central nervous system : a randomized, controlled trial. J Pediatr. 2003 ; 143 : 16-25.

7） del Rosal T, et al. Treatment of symptomatic congenital cytomegalovirus infection beyond the neonatal period. J Clin Virol. 2012 ; 55 : 72-74.

8） Dorfman L, et al. Treatment of congenital cytomegalovirus beyond the neonatal period : an observational study. Eur J Pediatr. 2020 ; 179 : 807-812. doi : 10.1007/s00431-019-03558-7. Epub 2020 Jan 11.

9） McCrary H, et al. Long-term Hearing outcomes of children with symptomatic congenital CMV treated with valganciclovir. Int J Pediatr Otorhinolaryngol. 2019 ; 118 : 124-127. doi : 10.1016/j.ijporl.2018.12.027. Epub 2018 Dec 21.

10） Bilavsky E, et al. Hearing outcome of infants with congenital cytomegalovirus and Hearing impairment. Arch Dis Child 2016 ; 101 : 433-438.

Ⅲ． 難聴診断後の療育

CQ Ⅲ-1　人工内耳適応決定の適切な時期はいつか

推奨

重度難聴児が良好な音声言語を獲得するために，1歳までに人工内耳（CI）適応の検討を行うことを推奨する。

推奨の強さ　強い推奨　　　　**エビデンスの質**　B

背景

　日本では，1998年に子どもに対してCIが保険適用となり，日本耳鼻咽喉科学会は適応基準を「2歳以上，両側100 dB以上」とした。2000年から新生児聴覚スクリーニングが導入され始め，先天性難聴の早期発見・早期療育が可能となった。2006年に子どもの適応基準が「1歳6カ月以上，両側90 dB以上」に改訂され，2014年には「原則1歳以上，両側90 dB以上」に改訂された。一方，欧米では現在1歳未満のCI手術も増えてきている。良好な音声言語を獲得する方法として，より早期のCI手術が世界的に期待されている。

益と害の評価

- ●患者が受ける利益：良好な音声言語の理解と表出が可能となる。
- ●患者が受ける害・不利益：低年齢児に対するCI手術の侵襲と手術に伴うリスク。ただし，1歳未満であっても手術合併症が増えるという報告はない。
- ●益と害のバランス：適切な聴力検査で重度難聴と診断され，適切な補聴器（HA）装用でも十分な装用効果が見られない場合，患者が受ける利益は良好な音声言語の理解と表出であり，益は害よりはるかに大きい。
- ●患者の希望：十分な説明と同意が必要である。
- ●例外規定：内耳無形成などCI手術が困難な場合には行わない。

解説

　CI手術年齢が早いほどその後の言語発達が良好であるという報告は，以下のように多数ある。Dunnらは，4歳までにCI手術を受けた難聴児83人の長期観察研究で，2歳までにCIを行った子どもの方が，2歳以降にCIを行った子どもと比較して，5歳時の音声言語の理解で有意に優れていることを示した。また7歳時での言語力においても，2歳までにCI

を行った子どもの方が，2歳以降にCIを行った子どもと比較して，有意に高い結果であった。一方，10歳時では2歳以降にCIを行った子どもも2歳までにCIを行った子どもに言語力が追いついていた[1]。Artièresらは，5歳までにCI手術を受けた難聴児74人の後方視的観察研究で2歳までにCI手術を受けた子どもは，2歳以降にCIを行った子どもと比較して，4歳時と5歳時のピーボディー絵画語彙テストの評価で，有意に良好な結果であった[2]。Niparkoらは5歳前にCI手術を受けた難聴児188人の術後3年間の前向き観察研究を行い，18カ月前にCI手術を受けた子どもは，18カ月から36カ月の間に受けた子ども，36カ月以降に受けた子どもと比較して，術後3年時の言語の理解と表出の両方で有意に高くなっていることを報告している[3]。

　1歳未満のCI手術の効果を示す報告も増えてきている。Holmanらは，音声言語の理解と表出の評価で健聴コントロールレベルに到達する時期が，1歳未満にCI手術を受けた子ども（17人）は平均24カ月時であり，生後12カ月から24カ月の間にCIを受けた子ども（17人）の平均41カ月時と比較して，有意に早いと結論付けた（t検定，$P < 0.05$）。また1歳未満のCI手術で手術合併症は増えなかったと報告している[4]。Collettiらは，ピーボディー絵画語彙テストの評価で，生後2～6カ月の間にCI手術を受けた子ども（12人）は，1～2歳にCI手術を受けた子ども（24人）と比較して，術後4年まで観察を行い語彙力が有意に優れていることを示した（分散分析，$p < 0.05$）。一方，生後6カ月未満と6～12カ月（9人）にCI手術を受けた子どもの比較では，どのフォローアップ時でも有意差は示さなかった[5]。すなわち1歳未満でのCI手術が望ましいことを示唆している。Leighらも，CI術後36カ月のピーボディー絵画語彙テストの追跡調査で，1歳未満にCI手術を受けた子ども（21人）は，1歳台にCI手術を受けた子ども（40人）と比較して，有意に高い語彙スコアを達成する（t検定，$p < 0.05$）ことを報告している[6]。さらにDettmanらは多施設研究で6歳までにCI手術を行った403児に対して就学時のピーボディー絵画語彙テストでの評価を行い，1歳未満でCI手術を受けた子どもは1歳台でCI手術を受けた子どもより有意に良い結果で，健聴児と同等であったことを報告している[7]。

　一般に低年齢児に対する手術の侵襲と手術に伴うリスクは考えられるが，1歳未満の子どものCI手術の合併症率についての研究では，1歳未満と1歳以降のCI手術の麻酔または外科合併症に有意差は報告されていない[4,5,8]。

　手術後の音声言語獲得には，手術年齢の他に，認知機能，療育手法，親のかかわり，内耳奇形の有無など，影響を与えるさまざまな交絡因子が知られており，そのため早期にCI手術を行っても十分な音声言語獲得に至らない場合もあれば，手術時期が多少遅くなっても良好な言語力を身につける場合もある。したがって1歳未満のCI手術を考える場合には，より適切な聴力診断（p.23：**CQ I-2参照**），最適なHA装用（p.81：**解説II-1参照**）が求められる。またCI手術の低年齢化とともに，重複障害の診断がCI手術に遅れるという例が増加している（p.38：**CQ III-2参照**）。適宜，適切な発達評価も求められる（p.89：**解説 II-3参照**）。

参考文献

1) Dunn CC, et al. Longitudinal speech perception and language performance in pediatric cochlear implant users：the effect of age at implantation. Ear Hear. 2014；35：148-160.
2) Artières F, et al. Impact of early cochlear implantation on the linguistic development of the deaf child. Otol Neurotol. 2009；30：736-742.
3) Niparko JK, et al.；CDaCI Investigative Team. Spoken language development in children following cochlear implantation. JAMA. 2010；303：1498-1506.
4) Holman MA, et al. Cochlear implantation in children 12 months of age and younger. Otol Neurotol. 2013；34：251-258.
5) Colletti L, et al. Cochlear implants in children younger than 6 months. Otolaryngol Head Neck Surg. 2012；147：139-146.
6) Leigh J, et al. Communication development in children who receive a cochlear implant by 12 months of age. Otol Neurotol. 2013；34：443-450.
7) Dettman SJ, et al. Long-term Communication Outcomes for Children Receiving Cochlear Implants Younger Than 12 Months：A Multicenter Study. Otol Neurotol. 2016；37：e82-95.
8) O'Connell BP, et al. Safety of cochlear implantation before 12 months of age：Medical University of South Carolina and Pediatric American College of Surgeons-National Surgical Quality improvement program outcomes. Laryngoscope. 2016；126：707-712.

第2章

精神運動発達障害（自閉症スペクトラムを含む）合併例に人工内耳は有効か

推奨

精神運動発達障害（自閉症スペクトラムを含む）を伴う重度難聴児が音声言語や環境音の理解を獲得する方法として人工内耳（CI）は有効である。

推奨の強さ　推奨　　　　　　　　　　　エビデンスの質　C

背景

　難聴児の約40％が，何らかの重複障害を持っていると報告されている[1,2]。知的障害が8.3％，視覚障害が5.5％，注意欠陥・多動障害が5.4％，学習障害が8％，自閉症スペクトラム障害（ASD）が7％とされている。以前はこれらの障害の合併は，CI装用による音声・言語・コミュニケーションの発達を制限する要因と考えられ，我が国でも当初は重複障害例に対するCI適応に関してはむしろ否定的であった。しかしながら，その後のCIの有効性，安全性の急速な向上に伴い，重複障害があっても，重度難聴児が音声言語や環境音の理解を獲得する方法として，CIはその有効性が期待されるようになってきている。

益と害の評価

- 患者が受ける利益：音声言語や環境音の理解が可能となる。
- 患者が受ける害・不利益：CI手術に伴うリスク。CI機器の管理。
- 益と害のバランス：重複障害の程度やCI手術の年齢，療育環境などにより有効性の程度は幅広いが，多くの場合はCI活用により音声言語や環境音の理解が可能となり，手術のリスクを考慮しても，益は害より大きい。
- 患者の希望：十分な説明と同意が必要である。
- 例外規定：聴覚活用を全く行ってこなかった場合は，適応を慎重にすべきである。また，音声言語獲得の臨界期を過ぎている場合は推奨しない。

解説

　重複障害を有する難聴児に対するCI手術後の聴覚発達レベルを，重複障害のないCI装用児と比較調査した症例対照研究では，重複障害を有するCI装用児は，重複障害を有しないCI装用児よりも聴覚発達が遅いことが報告されている[3-5]。健聴であってもASD児などは，言語性・非言語性コミュニケーションの遅れがみられるため，標準化された音声言語聴覚検査を用いて，重複障害のない難聴児と比較評価することは困難である。Cupplesらは，重複障害を有するCI装用児の約60％が標準化された言語検査を完遂することが困難であったと報告している[6]。Donaldsonらは，重複障害を有するCI装用児の保護者に対してCIに

関する調査を行い，「アイコンタクトができるようになった」（57％），「周りの音に気づくようになった」（71％），「音楽に反応するようになった」（86％），「声を出した」（86％）などの効果を報告している[7]。そしてその成果に基づき，83％の保護者が「同じ状況の他の家族にぜひ CI を受けることを薦めたい」「また同じ状況でも子どもに CI を行うことを選択する」と述べている[7]。Palmieri らは，聴覚・認知・コミュニケーションモード・コミュニケーション行動・注意・記憶力・社会性などの項目ごとに CI 前と CI 後の変化を DAD（Deafness and Additional Disability）を用いて調べ，顕著な改善を示した項目は「音に対する感知度」「コミュニケーションモード・コミュニケーション行動」で，最も遅かったのが「自律を含む社会性の発達」であったと報告している[8]。また，Zaidman-Zait らは，CI の有効性を感じる場面について量的・質的分析を行ったところ，音楽や環境音を楽しむようになった（43％），コミュニケーションが向上した（35％），警報音などの知覚による身体的安全面が改善した（22％）などの回答を得，CI 装着時は別人のようで聞こえない世界から聞こえる世界へ入ってきた感じ，非言語コミュニケーション（頭・視線・手足の動きなど）も疎通性が良くなったと報告している[9]。このように重複障害を有する CI 装用児に対しては，保護者に対するアンケート調査や面接法を用いた手法を併用することにより，CI 効果は言語能力だけでなく，生活全体に及ぶことがわかる。

　CI 手術の低年齢化とともに，多数の重度難聴児が早期に CI を受けるようになった。その結果，重複障害の診断が CI 手術に遅れるという例が増加している。Valero らは，CI 手術後に ASD と診断された 22 児について後方視的に調査を行っている。CI 手術年齢の中央値は 3 歳（1〜8 歳）で，ASD の診断年齢の中央値は 4.5 歳（2〜10 歳）であった。16 名（72.7％）が CI を常用し，13 名（59％）が何らかの音声言語を利用していたが 6 名（27.2％）は non-user となっていた[10]。Non-user となった 6 名は，自閉症 16 名中の 3 名と，特定不能の広汎性発達障害 4 名中の 3 名であり，ASD の内容により non-user となる割合が異なっていた。CI 装用を断念する児が 1 割程度いることは，Inscoe ら[2] や Palmieri[8] らも指摘しており，精神運動発達障害合併例の医療・療育に携わる専門職はこのことを基礎知識として持っておくべきであろう。

　CI により聴覚活用を行うことは，重複障害を合併する重度難聴児にとっても多くの場合，音声言語や環境音の理解に有益と推定される。小児 CI 適応基準（2014）にも，「重複先天性障害については，必ずしも禁忌にはならない。合併する障害にもよるが，両者の障害程度を総合的に判断すべきである」と，記載されているように，CI 手術後の療育にかかわる人たちの理解と見解の共通性が求められる[11]。特に低年齢では見過ごされるか，顕著に表出していない障害の場合もあるので，全体的な発達・発育の観察を怠ってはならない（p.89：**解説Ⅱ-3 参照**）。

参考文献

1) Gallaudet Research Institute. Regional and national summary report of data from the 2009-10 annual

survey of deaf and hard-of-Hearing children and youth. Washington, DC：GRI, Gallaudet University, 2009.

2）Inscoe JR, et al. Additional difficulties associated with aetiologies of deafness：outcomes from a parent questionnaire of 540 children using cochlear implants. Cochlear Implants Int. 2016；17：21-30.

3）Rafferty A, et al. Cochlear implantation in children with complex needs – outcomes. Cochlear Implants Int. 2013；14：61-66.

4）Wiley S, et al. Auditory skills development among children with developmental delays and cochlear implants. Ann Otol Rhinol Laryngol. 2008；117：711-718.

5）Birman CS, et al. Pediatric cochlear implants：additional disabilities prevalence, risk factors, and effect on language outcomes. Otol Neurotol. 2012；33：1347-1352.

6）Cupples L, et al. Outcomes of 3-year-old children with Hearing loss and different types of additional disabilities. J Deaf Stud Deaf Educ. 2014；19：20-39.

7）Donaldson AI, et al. Measuring progress in children with autism spectrum disorder who have cochlear implants. Arch Otolaryngol Head Neck Surg. 2004；130：666-671.

8）Palmieri M, et al. Evaluating benefits of cochlear implantation in deaf children with additional disabilities. Ear Hear. 2012；33：721-730.

9）Zaidman-Zait A, et al. Cochlear implantation among deaf children with additional disabilities：parental perceptions of benefits, challenges, and service provision. J Deaf Stud Deaf Educ. 2015；20：41-50.

10）Valero MR, et al. Compliance with cochlear implantation in children subsequently diagnosed with autism spectrum disorder. Cochlear Implants Int. 2016；17：200-206.

11）福祉医療・乳幼児委員会.「小児人工内耳適応基準」の見直しの概要と解説（2014）. 日本耳鼻咽喉科学会.
　　http://www.jibika.or.jp/members/iinkaikara/artificial_inner_ear.html

適切な療育開始時期はいつか

推奨

難聴確定診断後，なるべく早期（生後 3 カ月まで，遅くとも生後 6 カ月まで）に療育を開始する。

推奨の強さ 強い推奨　　　　　　**エビデンスの質** B

背景

　先天性難聴児の良好な言語発達には早期診断・早期介入が重要であり，米国の Early Hearing Detection and Intervention（EHDI）プログラムでは生後 1 カ月までに新生児聴覚スクリーニング（新スク），3 カ月までに難聴確定診断，6 カ月までに適切な早期介入を実施する「1-3-6 ゴール」の提言がなされ[1]，現在，この指針は多くの国で推奨されている。2019 年版の EHDI プログラムは「1-3-6 ゴール」を主体として推奨しながらも，新たに「1-2-3 ゴール」への前倒しについても言及しており，診断後速やかに，生後 3 カ月から遅くとも生後 6 カ月までに介入を開始するよう説明している。この早期介入プログラムは Family-Centered Principle（家族中心の原則）をベースとしており，それぞれの家族の尊厳・敬意，情報共有，参加，協調が求められる。

益と害の評価

- ●患者が受ける利益：速やかに適切な療育を受けることにより，より良好な言語発達につながる。
- ●患者が受ける害・不利益：療育に通う負担。
- ●益と害のバランス：適切な療育を早期に開始することで，より良好な言語発達が可能となり，益は害よりはるかに大きい。
- ●患者の希望：十分な説明と同意が必要である。
- ●例外規定：なし。

解説

　「1-3-6 ゴール」の提言がなされるように，早期診断後に速やかに介入を受けた難聴児は，遅れて介入を受けた難聴児よりも長期的にも優れた言語的成果（語彙の発達，言語理解，言語表出，構文，構音）を示すというエビデンスは増えている[1]。Kennedy らは 120 人の両側先天性難聴児の前向きコホート研究で，平均 7.9 歳時点の言語力を評価し，生後 9 カ月までに難聴が確定した子どもは，それ以降に確定した子どもと比較して有意に言語力が高かったと報告している[2]。Mayne らは難聴児 202 人の語彙力を評価し，6 カ月までに補聴器

（HA）装用と介入を受けた難聴児グループと6カ月以降に診断された難聴児グループを比較しており，前者は難聴の程度，コミュニケーション方法，他障害併発の有無などの諸条件にかかわらず，良好な言語発達を示した。一方で，後者は言語発達成績が一様に低かった[3]。先天性難聴児では，HA装用開始月齢が早ければ早いほどその後の音声言語発達が良好であるという報告が多数あり，Ambroseらは，両側中等度から高度の難聴児70人の2〜3歳時の音声言語表出を評価し，6カ月までにHA装用を行った子どもでは，6カ月以降に装用した子どもより良好な音声言語の表出を認めたと報告している[4]。470人の難聴児を5年間前向きに観察したLOCHI研究においても，より早期の適切な補聴機器の使用により，より良好な音声言語獲得が可能となっている。また，より良好な音声言語獲得は，より良好な言語力および認知力との関連が認められている[5]。新たに「1-2-3ゴール」への前倒しのエビデンスとして，Vohrらは，新スク後の前向きコホート研究で，5歳時点での難聴の程度，言語発達，受容的行動，早期介入プログラム導入時期などの調査を行った。早期介入プログラムへの登録が3カ月未満だと3カ月以上の児より良好な音声言語理解，表出性言語のスコアを示した[6]。難聴の程度にかかわらず，早期療育開始が良好な音声言語理解のスコアに関連しており，生後3カ月未満の介入開始が良好な言語表出および言語理解をもたらしている。

　早期介入プログラムはFamily-Centered Principle（家族中心の原則）をベースとし，それぞれの家族の価値観・文化が尊重される。早期介入プログラムには家族の心理的支援，情報提供支援，HA装用支援，母子関係構築支援などが含まれる[1]。国際的提言であるFamily-Centered Early Intervention（FCEI）Internationalでは早期介入プログラムについて，次の10の原則を提言している[7]。

　①早期に，タイミングよく，公平に，支援につなげる
　②家族と支援チームのバランスのとれた連携
　③十分な情報提供とそれに基づく家族の選択，意思決定
　④家族への社会的および精神的サポート
　⑤家庭内での保護者と乳幼児の対話
　⑥HAなどの支援技術とコミュニケーション方法のサポート
　⑦専門性の高い療育者
　⑧多職種連携チーム支援
　⑨進捗状況のモニタリング
　⑩プログラムのモニタリング

　難聴の乳幼児の家族は，介入プロセスの非常に早い段階から，その後のコミュニケーション能力につながる決定をいくつか行う必要がある。最終的な決定の権限は保護者にある。これは流動的で継続的なプロセスであり，十分な情報に基づいて決定をサポートする。保護者

のストレスレベルが高いと難聴児に影響を与える可能性があるが，保護者が社会的リソースへつながることによりストレスが軽減する[8]（p.61：**CQ Ⅳ-4 参照**）。CQ Ⅳ-1「聴覚活用療育法と視覚を活用する療育方法（視覚活用療育法）とどちらが音声言語獲得により有効か」（p.51）と **CQ Ⅲ-4**「音声言語獲得に手話併用の優位性はあるか」（p.44）にあるように，早期発見・早期支援が可能な児については，適切な HA または CI を用いた聴覚活用法を療育の主たる方針とすることで，その後の音声言語獲得を促進すると考えられる。適切な HA 装用支援については，**解説Ⅱ-1**「装用する HA の時期と種類」（p.81）を参照されたい。これらを基にして，我が国の社会資源を考えた現実的な支援体制についての提案が必要であろう。

参考文献

1) Joint Committee on Infant Hearing. Year 2019 Position Statement：Principles and Guidelines for Early Hearing Detection and Intervention Programs. JEHDI. 2019；4：1-44.
2) Kennedy CR, et al. Language ability after early detection of permanent childhood Hearing impairment. N Engl J Med. 2006；354：2131-2141.
3) Mayne AM, et al. Expressive vocabulary development of infants and toddlers who are deaf or hard of Hearing. Volta Rev. 1998；100：1-28.
4) Ambrose SE, et al. Speech sound production in 2-year-olds who are hard of Hearing. Am J Speech Lang Pathol. 2014；23：91-104.
5) Ching TYC, et al. Learning from the Longitudinal Outcomes of Children with Hearing Impairment（LOCHI）study：summary of 5-year findings and implications. Int J Audiol. 2018；57：S105-S111.
6) Vohr B, et al. Language outcomes and service provision of preschool children with congenital Hearing loss. Early Hum Dev. 2012；88：493-498.
7) Moeller MP, et al. Best practices in family-centered early intervention for children who are deaf or hard of Hearing：an international consensus statement. J Deaf Stud Deaf Educ. 2013；18：429-445.
8) Hintermair M. Parental resources, parental stress, and socioemotional development of deaf and hard of Hearing children. J Deaf Stud Deaf Educ. 2006；11：493-513.

第2章

音声言語獲得に手話併用の優位性はあるか

推奨

手話併用の優位性があるとのエビデンスは得られていない。

推奨の強さ オプション 　　　　エビデンスの質 C

背景

　新生児聴覚スクリーニングや精密聴力検査を経て，6カ月以内に療育を開始する 1-3-6 ゴールに基づいた難聴児の早期支援は，その後の言語獲得促進において重要な要因の一つとされている[1]。人工内耳（CI）においても早期の装用開始と，その後の聴覚活用の重要性が指摘されている[2]。CI 装用児においては，聴覚活用を強化し聴覚経由での学習をすすめることが音声言語獲得の促進をもたらすが[2]，その一方で手話は見てわかる手段であり，聾家庭においては家族間での共通のコミュニケーション手段としての役割もある。CI 手術を行う上では，その効果を最大限促進することが必要であり，手術前後における手話併用効果についても検討し，適切な療育環境を整備することは重要といえる。

益と害の評価

- ●患者が受ける利益：術後の音声言語の獲得が最大限促進される。
- ●患者が受ける害・不利益：難聴の診断や CI 装用が遅れた場合，重複する障害があった場合には，言語発達そのものが遅れる可能性がある。また，聾家庭の場合には，家族間のコミュニケーションの確保における問題が生じうる。
- ●益と害のバランス：早期発見・早期介入・早期支援が行われる場合には，益が害より大きくなる。
- ●患者の希望：十分な説明と同意が必要である。
- ●例外規定：手話が聾家庭で基本的なコミュニケーション手段として必須である場合や，早期より言語発達の遅れが予測される場合にはこの限りではない。

解説

　生後早期からの聴覚活用により，3歳段階での CI 装用児の言語力は良好となり，術時年齢が早いことと術前の聴覚活用療育は，高度・重度難聴児にとって音声言語獲得に重要とされている[2]。また CI 術後の聴覚活用法を徹底することは，音声言語獲得には有用であるとされる[3,4]。

　一方，聴覚活用法に手話を併用した療育効果について，聴覚活用法のみと手話併用法とを比較した研究[5,6]や，聾家庭で早期から手話を使用する CI 装用児と健聴児の比較研究[7]で

は，早期診断を受けた場合に，聴覚活用法と手話併用法で，ともに幼児期段階での語彙や構文の獲得に差がないことが示されている。その一方で，学童期後半における抽象語の獲得や学力面での到達度は良好といった長期的な効果を示唆する報告もみられる[7]。

　Geers ら[8]の前向きコホート研究では，CI 装用児で術前から手話の使用のない群（手話非使用群），術前から術後 12 カ月までは手話の使用があるがその後は手話を使用しない群（短期手話使用群），術前から術後 3 年間まで手話の使用のある群（長期手話使用群）の 3 群における語音聴取能，発話明瞭度，音声での言語力，書記言語力の比較を行ったところ，長期手話使用群は，手話非使用群に比しいずれの項目でも遅滞がみられていた[8]。一方，短期手話使用群では，手話非使用群と同様に年齢相応段階に達するものの，小学校高学年段階では有意な差がみられるようになるとされ[8]，国内での研究報告[7]とも共通する知見といえる。また，手話非使用群の 70％は年齢相応の言語力に達したのに対し，短期・長期手話使用群では 39％であったことが報告されている[8]。

　Fitzpatrick ら[9]のシステマティックレビューでも，CI 装用児の音声言語獲得においては，手話併用による促進効果を示唆するエビデンスは得られていない。基本的な言語獲得には聴覚活用法と手話併用法では差がないとしても[5-6]，CI 装用児に求められる音声としての言語獲得という視点で考えれば，手話を併用した期間が長いほど，獲得に影響するといえる。聴覚活用法の有用性に関しても，今後十分なエビデンスのある研究が不可欠とされているが[3,4]，早期発見・早期支援［補聴器（HA）や CI など］が可能な子どもについては，聴覚活用法を療育の主たる方針とすることで，その後の音声言語獲得を促進する可能性が考えられる。

　しかしながら，HA や CI 装用により言語発達が良好な場合にも 5 歳段階での心理社会的なスキルは同年齢よりも低いとする報告もみられる[10]。難聴発見から就学までの乳幼児期においては，集中的な療育を行いやすい重要な時期である。音声言語発達に加えて発達全般にも目を向けながらコミュニケーションの中で他者の意図や心情理解を促せるよう家庭学習や幼児教育を行うことが必要である。

参考文献

1) Yoshinaga-Itano C, et al. Early Hearing detection and vocabulary of children with Hearing loss. Pediatrics. 2017；140：e20162964.
2) Nicholas JG, et al. Effects of early auditory experience on the spoken language of deaf children at 3 years of age. Ear Hear. 2006；27：286-298.
3) Brennan-Jones CG, et al. Auditory-verbal therapy for promoting spoken language development in children with permanent Hearing impairments. Cochrane Database Syst Rev. 2014；12：CD010100.
4) Kaipa R, et al. Efficacy of auditory-verbal therapy in children with Hearing impairment：A systematic review from 1993 to 2015. Int J Pediatr Otorhinolaryngol. 2016；86：124-134.
5) Yanbay E, et al. Language outcomes for children with cochlear implants enrolled in different communication programs. Cochlear Implants Int. 2014；15：121-135.
6) Davidson K, et al. Spoken English language development among native signing children with cochlear implants. J Deaf Stud Deaf Educ. 2014；19：238-250.

7) 中澤操, 他. 言語発達評価から読み解く難聴児の現状 療育法・教育法別により聴覚障害児の言語発達にどのようなちがいがもたらされるのか？ 小児耳鼻科. 2012；33：247-251.

8) Geers AE, et al.；CDaCI Investigative Team. Early sign language exposure and cochlear implantation benefits. Pediatrics. 2017；140：e20163489.

9) Fitzpatrick EM, et al. Sign language and spoken language for children with Hearing loss：A systematic review. Pediatrics. 2016；137.

10) Wong CL, et al. Psychosocial development in 5-year-old children with Hearing loss using Hearing aids or cochlear implants. Trends Hear. 2017；21：2331216517710373.

聴覚活用療育法が音声言語発達に有効でない難聴児の判別は療育開始前に可能か

推奨

聴覚活用療育法が有効でない難聴児の判別は療育開始前に可能であるというエビデンスは得られていない。

推奨の強さ オプション　　　　　　**エビデンスの質** C

背景

　難聴児が聴覚活用療育法で音声言語発達を得るためには聴覚の補償が必要となる。補聴器（HA）による聴覚補償が困難である高度・重度難聴の場合，人工内耳（CI）を装用することとなる。CI 術後の音声言語発達に与える要因は研究が進んでおり，児の重複障害の有無（特に非言語的な知能），手術時期，術前聴力，家庭環境，コミュニケーションモード，内耳奇形など併存疾患がいわれている[1-11]。これらのうち，もしも逆に CI を用いたとしても聴覚活用療育法で音声言語発達を得ることが高率に無効である要素や病態があるとすれば，聴覚活用療育の適応を決める重要な情報となる。

益と害の評価

- ●患者が受ける利益：HA・CI などの聴覚補償機器を用いて聴覚活用療育を受けることで音声言語発達の獲得，音への気づきや社会的なつながりの向上が達成される。
- ●患者が受ける害・不利益：効果不明な聴覚活用療育を行うための時間的・経済的な負担・CI のための手術的侵襲・リスク，音声言語発達不良時の心理的ストレス，失敗時の心理的ストレス。
- ●益と害のバランス：一概に益と害を判断できない。
- ●患者の希望：聾家庭などで音声言語を必要としない場合，各家庭の環境を考慮する必要がある。
- ●例外規定：重度の知的障害を持つ子どもに対する聴覚活用療育については，音声言語発達への期待は慎重に考慮する必要がある。

解説

　HA で十分な聴覚補償が困難な高度・重度難聴児に対しては CI を行うことで聴覚補償が可能となり，聴覚活用療育による音声言語発達が多くの場合期待できる。CI 術後における音声言語発達に影響を与える因子の検討は複数存在する。Driver ら[1] の総説によると，手術時期（早期の聴覚活用），重複障害の有無（特に認知機能の程度），内耳形態異常などの併存疾患，両親のかかわりが影響を及ぼすと結論している。その他，術前の聴力・家庭環境・

コミュニケーションモード・CIの状況（使用電極数など）が指摘されている[2-11]が，これらの因子の存在で必ずしも聴覚活用療育による音声言語発達を無効と判断するエビデンスはない。聴覚活用療育法が有効でない難聴児の判別は困難である以上，当初から聴覚活用療法を否定するべきではない。さらに，聴覚活用療育のクリティカルピリオド（p.6：**第1章 4. 前書き**，p.51：**CQ Ⅳ-1 参照**）があることを考慮すると，難聴児の療育はまず聴覚活用法で開始することが望ましい。

1. 手術時期

　早期の手術が音声言語発達に良好な影響を及ぼすという論文は多いが（例：Tobeyら）[12]，音声言語発達が期待できなくなる年齢について検討している報告はこれまで認めない。言語発達のレベルには限界はあるが，15歳以降に施行した群においても一定の発達は認められるという報告もあり[13]，単純に年齢からの判断は困難である（p.64：**CQ Ⅴ-1**，p.68：**CQ Ⅴ-2 参照**）。

2. 重複障害

　難聴以外に障害を認める場合のCI術後の音声言語発達を評価した報告では，重複障害のない場合と比べて術後音声言語発達のレベルは劣り，音声言語発達が得られなかった症例も存在することが報告されているが[14-16]，一定レベルの音声言語発達が可能であった症例，さらには高度な音声言語発達が得られる症例の報告もある。例えば盲ろう[17,18]・脳性まひ[19,20]などはそれ単独では音声言語発達が無効と判断するものとはならない。一方，認知機能の障害は音声言語発達に影響があることは否めず，特に重度の場合，音声言語発達は厳しい場合もある[14,21]。ただし，音声言語発達が得られない場合でも聴覚活用療育により社会的なつながりや日常生活におけるメリットもあることが報告されている[22]。（p.38：**CQ Ⅲ-2**，p.109：**解説Ⅲ-3 参照**）

3. 聴器形態異常等の併存疾患

　内耳形態異常を伴う症例におけるCI術後の音声言語発達については良好な結果を報告するものや[14,23,24]，一定の言語発達が可能であるという報告[25-27]をみとめるため，聴覚活用療育法による音声言語発達は否定されない。ただし，蝸牛神経の欠損については言語発達を認めた症例もあるものの，多くは術後の言語発達に乏しいとされており[28-30]，慎重に適応を検討する必要がある。このような聴器形態異常では手術による合併症等リスクなど含めて，そもそもCI適応の慎重な検討が必要である。

　Auditory Neuropathy Disorder は Humphriss らのレビュー[31]でも CI 装用児の大多数の症例で，音声言語発達が可能という報告がなされており，聴覚活用療育法が無効の判断因子とはなりえない。

　先天性サイトメガロウイルス感染症に伴う難聴においても併存疾患のない症例と同等の言語発達が得られる場合もあり，必ずしも聴覚活用療育法が無効の因子とはいえない[32-35]（p.121：**解説Ⅲ-5 参照**）。

4．家庭・療育環境

　家族のかかわり・経済状況・コミュニケーションモードなどは CI 術後の音声言語発達に影響を及ぼす因子として報告されているが[1,4,6,11]，聴覚活用療育法による音声言語発達が得られない因子とは必ずしもなりえない。コミュニケーションモードの違いによる CI 術後の音声言語発達に関しては，トータルコミュニケーションや手話などの視覚活用療育が聴覚活用療育に劣るとの報告があるが[36]（p.44：**CQ Ⅲ-4 参照**），聴覚コミュニケーションの機会が少ない聾家庭の CI 装用児でも音声言語発達は同等であったとの報告[37]，さらにはむしろ成績が良かったという報告もある[38]。これらのことから，聾家庭など難聴児の療育環境に手話言語が併存する場合にも CI を用いた聴覚活用療育を断念する必要はない。

参考文献

1）Driver S, et al. Paediatric cochlear implantation factors that affect outcomes. Eur J Paediatr Neurol. 2017；21：104-108.

2）Barnard JM, et al.；CDaCI Investigative Team. A Prospective Longitudinal Study of U.S. Children Unable to Achieve Open-Set Speech Recognition 5 Years After Cochlear Implantation. Otol Neurotol. 2015；36：985-992.

3）Ruffin CV, et al. Long-term speech and language outcomes in prelingually deaf children, adolescents and young adults who received cochlear implants in childhood. Audiol Neurootol. 2013；18：289-296.

4）Boons T, et al. Predictors of spoken language development following pediatric cochlear implantation Ear Hear. 2012；33：617-639.

5）Hyde M, et al. Factors predicting functional outcomes of cochlear implants in children. Cochlear Implants Int. 2011；12：94-104.

6）Sarant JZ, et al. Spoken language development in oral preschool children with permanent childhood deafness. J Deaf Stud Deaf Educ. 2009；14：205-217.

7）Wie OB, et al. Children with a cochlear implant：characteristics and determinants of speech recognition, speech-recognition growth rate, and speech production. Int J Audiol. 2007；46：232-243.

8）Rajput K, et al. Aetiology of Hearing loss and other related factors versus language outcome after cochlear implantation in children. Int J Pediatr Otorhinolaryngol. 2003；67：497-504.

9）Tobey EA, et al. Factors associated with development of speech production skills in children implanted by age five. Ear Hear. 2003；24（1 Suppl）：36S-45S.

10）Richter B, et al. Receptive and expressive language skills of 106 children with a minimum of 2 years' experience in Hearing with a cochlear implant. Int J Pediatr Otorhinolaryngol. 2002；64：111-125.

11）Geers A, et al. Rehabilitation factors contributing to implant benefit in children. Ann Otol Rhinol Laryngol Suppl. 2002；189：127-130.

12）Tobey EA, et al.；CDaCI Investigative Team. Influence of implantation age on school-age language performance in pediatric cochlear implant users. Int J Audiol. 2013；52：219-229.

13）Bayazıt YA, et al. Delayed prelingual cochlear implantation in childhood and puberty. Int J Pediatr Otorhinolaryngol. 2015；79：146-150.

14）Mesallam TA, et al. Auditory and language skills development after cochlear implantation in children with multiple disabilities. Eur Arch Otorhinolaryngol. 2019；276：49-55.

15）Lee YM, et al. Performance of children with mental retardation after cochlear implantation：speech perception, speech intelligibility, and language development. Acta Otolaryngol. 2010；130：924-934.

16）Meinzen-Derr J, et al. Language performance in children with cochlear implants and additional disabilities. Laryngoscope. 2010；120：405-413.

17）Wiley S, et al. Outcomes for children with deaf-blindness with cochlear implants：a multisite observa-

第2章

tional study. Otol Neurotol. 2013；34：507-515.

18）Dammeyer J. Congenitally deafblind children and cochlear implants：effects on communication. J Deaf Stud Deaf Educ. 2009；14：278-288.

19）da Silva Hilgenberg AM, et al. Hearing rehabilitation in cerebral palsy：development of language and Hearing after cochlear implantation. J Otorhinolaryngol. 2015；81：240-247.

20）Steven RA, et al. Cochlear implantation in children with cerebral palsy. Int J Pediatr Otorhinolaryngol. 2011；75：1427-1430.

21）Wakil N, et al. Long-term outcome after cochlear implantation in children with additional developmental disabilities. Int J Audiol. 2014；53：587-594.

22）Beer J, et al. Auditory skills, language development, and adaptive behavior of children with cochlear implants and additional disabilities. Int J Audiol. 2012；51：491-498.

23）Qi S, et al. Speech development in young children with Mondini dysplasia who had undergone cochlear implantation. Int J Pediatr Otorhinolaryngol. 2019；116：118-124.

24）Zhou H, et al. Evaluation of cochlear implantation in children with inner ear malformation. B-ENT. 2014；10：265-269.

25）Xia J, et al. Cochlear implantation in 21 patients with common cavity malformation. Acta Otolaryngol. 2015；135：459-465.

26）Beltrame MA, et al. Common cavity and custom-made electrodes：speech perception and audiological performance of children with common cavity implanted with a custom-made MED-EL electrode. Int J Pediatr Otorhinolaryngol. 2013；77：1237-1243.

27）Rachovitsas D, et al. Speech perception and production in children with inner ear malformations after cochlear implantation. Int J Pediatr Otorhinolaryngol. 2012；76：1370-1374.

28）Vincenti V, et al. Cochlear implantation in children with CHARGE syndrome：a report of eight cases. Eur Arch Otorhinolaryngol. 2018；275：1987-1993.

29）Wu CM, et al. Impact of cochlear nerve deficiency determined using 3-dimensional magnetic resonance imaging on Hearing outcome in children with cochlear implants. Otol Neurotol. 2015；36：14-21.

30）Zhang Z, et al. Cochlear implantation in children with cochlear nerve deficiency：a report of nine cases. Int J Pediatr Otorhinolaryngol. 2012；76：1188-1195.

31）Humphriss R, et al. Does cochlear implantation improve speech recognition in children with auditory neuropathy spectrum disorder? A systematic review. Int J Audiol. 2013；52：442-454.

32）Hoey AW, et al. Management and outcomes of cochlear implantation in patients with congenital cyto-megalovirus（cCMV）-related deafness. Cochlear Implants Int. 2017；18：216-225.

33）Philips B, et al. Cochlear implants in children deafened by congenital cytomegalovirus and matched Connexin 26 peers. Int J Pediatr Otorhinolaryngol. 2014；78：410-415.

34）Yoshida H, et al. Cochlear implantation in children with congenital cytomegalovirus infection. Otol Neurotol. 2009；30：725-730.

35）Ramirez Inscoe JM, et al. Cochlear implantation in children deafened by cytomegalovirus：speech perception and speech intelligibility outcomes. Otol Neurotol. 2004；25：479-482.

36）Percy-Smith L, et al. Parental mode of communication is essential for speech and language outcomes in cochlear implanted children. Acta Otolaryngol. 2010；130：708-715.

37）Park GY, et al. Auditory and speech performance in deaf children with deaf parents after cochlear implant. Otol Neurotol. 2013；34：233-238.

38）Hassanzadeh S. Outcomes of cochlear implantation in deaf children of deaf parents：comparative study. J Laryngol Otol 2012；126：989-994.

Ⅳ. 人工内耳植込後の療育

CQ Ⅳ-1 聴覚活用療育法と視覚を活用する療育方法（視覚活用療育法）とどちらが音声言語獲得により有効か

推奨

人工内耳（CI）装用後の音声言語獲得のためには，聴覚活用療育法が優れる。

推奨の強さ 強い推奨　　　　　　　**エビデンスの質** B

背景

　CI は，当初は 18 歳以上のみを対象としていたが，1990 年には米国で子どもにも認可され，その前後より先天性あるいは言語習得前失聴の子どもに対しても，時間はかかるものの効果があることが次第に知られるようになり[1,2]，子どもの CI の例数も急激に増加し始めた。1990 年代には子どもの高度難聴に対する CI の効果に関する報告が多くみられたが，特に CI 後に聴覚を活用する方法での療育の効果が報告され[3]，現在は世界的に多くの施設で聴覚活用療育法の代表である Auditory-verbal therapy（AVT）が行われている[4,5]。しかし，AVT と視覚活用療育法（手話）との優劣に関する疑問に答えられるエビデンスがあるかは明らかではない。

益と害の評価

- 患者が受ける利益：聴覚活用療育法では音声言語の獲得が最大限促進される。
- 患者が受ける害・不利益：家族間のコミュニケーションの確保における問題や，後に視覚活用療育法から聴覚活用療育法に変更する場合に脳の可塑性の問題などが生じうる。
- 益と害のバランス：聴覚活用療育法による益は害より明らかに大きい。
- 患者の希望：十分な説明と同意が必要である。
- 例外規定：療育者の協力が得られない，適切な療育法が理解されないなど難聴児の環境が適さない症例。

解説

　難聴児に対する療育法は，聴覚活用療育法の代表的な手法かつ最もポピュラーな難聴児への療育法である AVT，手話，または両者の併用（Total communication therapy：TCT）に大きく分けられる。AVT は 1993 年に Goldberg らが初めて報告したもので，他の療育法（特に auditory-oral therapy：AOT）との違いは，児童や両親・介護者がその場に必ずいて

療育内容を個別に毎回調整する必要があることである[3]。本 CQ では，聴覚活用療育法を代表とする AVT と手話との比較を行った。

　最近のシステマティックレビューでも音声言語獲得への AVT の有効性は中等度のエビデンスが得られている[4,5]。Dornan ら[6-8] は，1 歳までに診断され半年以上 AVT を受けた 29 名の難聴児（聴力は平均 40dB 以上で HA 装用）と健聴児を比較し，AVT 開始後 9 カ月，21 カ月，50 カ月時点で話し言葉と言語の発達を調査し，直後（9 カ月）には著明な効果が得られ[6]，50 カ月では発達が健聴児のレベルに近くなり改善の程度は無視され得るレベルになったとしている[8]。コントロール群のない検討ではあるが，90dB 以上の難聴で CI または HA 装用の 103 名を調べた Diller ら[9]，中等度から重度難聴で CI または HA 装用の 37 名を調べた Hogan ら[10] など，AVT が音声言語獲得に効果があるとする報告は多い。

　より新しい報告として，2017 年の Geers ら[11] による米国 Childhood Development after Cochlear Implantation（CDaCI）study では，CI 術後児 97 人（38 カ月までに音入れ，平均音入れ月齢 21.8 カ月）を手話使用の程度により 3 群に分類し，前向きに言語発達を比較した。その結果，早期に手話を使用しない子どもでは，長期の手話使用の児よりも術後 3 年にかけて有意に音声認識が良く（p＝0.004），初等教育の終わりでは表出言語（p＜0.001）と読解力（p＝0.01）が有意に良かったこと，さらに年齢相応の表出言語を獲得したのは手話を使用しない子どもでは 70％以上あったが，手話を 3 年かそれ以上使用していた子どもでは 39％のみで発語の明瞭度も低かったことを報告している。これらの結果は CI 装用児の音声言語発達を促進するためには，音声言語入力が有効であることを強く支持するものである。

　一方で，視覚を主に活用すると難聴児では理解が得られやすい面もあるが，CI 後に音声言語を獲得する際に脳の可塑性などの問題が指摘されている[12,13]。脳機能画像（PET-CT）による聴覚中枢の解析が行われ，視覚を主に活用していた難聴児が CI 術後に良好な成績を得るには脳のシステムが置き換えられる必要があることや[12]，聴覚連合野がすでに視覚からの言語など他の刺激で言語を理解する機能に置き換わってしまうと CI の効果が得られなくなることが指摘され[13]，思春期以降に CI を受けた場合に幼小児期から聴覚口話主体でなく手話が入っていた症例では一次聴覚野（音の認識の中枢）の活動が中心であったことも報告されている[13]。すなわち，これらの報告は，CI 前に視覚を主に活用すると CI 後に音声言語獲得が困難になる可能性を示している。音声言語獲得に関する視覚活用のみの報告は多くないが，3 歳未満に難聴を発症し HA または CI 装用を開始した難聴児に関する 11 のコホート研究から，①口話のみ，②口話と手話の併用の比較を行ったシステマティック・レビュー[14] がある。このレビューはやや古い文献が中心であるが，言語の理解および表現では①が有意に良いとする文献が 2 つ[15,16] あるが残りは有意差がなく，非常に限定的かつ不十分なエビデンスであるとしている。

　以上のように，難聴児が音声言語獲得を目指す場合，強いエビデンスに支えられているわけではないものの，聴覚活用療育法が視覚活用療育法より優れると考えられ，口話法に手話

を加えた方が良いかについては確実なエビデンスが得られていない。今後は，多数の症例において，同年齢の健聴児の言語発達に対する当該難聴児の言語発達を比率で表した Rate of language development（RLD）等の統一された方法で評価するなど，エビデンスレベルを考えた調査を行っていくことも重要といえる。また，1990 年代と 2000 年代では HA や CI などの機器や介入開始年齢は大きく異なるため，これらの療育結果を単純に比較することはできないことにも注意が必要である。

参考文献

1）Osberger MJ, et al. Performance of deaf children with cochlear implants and vibrotactile aids. J Am Acad Audiol. 1990；1：7-10.

2）Geers AE, et al. Evaluating the benefits of cochlear implants in an education setting. Am J Otol. 1991；12 Suppl：116-125.

3）Goldberg DM, et al. Outcome survey of auditory-verbal graduates：study of clinical efficacy. J Am Acad Audiol. 1993；4：189-200.

4）Brennan-Jones CG, et al. Auditory-verbal therapy for promoting spoken language development in children with permanent Hearing impairments. Cochrane Database Syst Rev. 2014；12：CD010100.

5）Kaipa R, et al. Efficacy of auditory-verbal therapy in children with Hearing impairment：A systematic review from 1993 to 2015. Int J Pediatr Otorhinolaryngol. 2016；86：124-134.

6）Dornan D, et al. Outcomes of auditory-verbal program for children with Hearing loss：a comparative study with a matched group of children with normal Hearing. Volta Rev. 2007；107：37-54.

7）Dornan D, et al. Longitudinal study of speech perception, speech, and language for children with Hearing loss in an auditory-verbal therapy program. Volta Rev. 2009；109：61-85.

8）Dornan D, et al. Is auditory-verbal therapy program effective for children with Hearing loss? Volta Rev. 2010；110：361-387.

9）Diller G, et al. Early natural auditory-verbal education of children with profound Hearing impairments in the Federal Republic of Germany：results of a 4 year study. Int J Pediatr Otorhinolaryngol. 2001；60：219-226.

10）Hogan S, et al. An evaluation of auditory verbal therapy using the rate of early language development as an outcome measure. Deaf Educ Int. 2008；10：143-167.

11）Geers AE, et al.；CDaCI Investigative Team. Early sign language exposure and cochlear implantation benefits. Pediatrics. 2017；140：e20163489.

12）Naito Y, et al. Cortical activation with sound stimulation in cochlear implant users demonstrated by positron emission tomography. Brain Res Cogn Brain Res. 1995；2：207-214.

13）Yoshida H, et al. PET-CT observations of cortical activity in pre-lingually deaf adolescent and adult patients with cochlear implantation. Acta Otolaryngol. 2017；137：464-470.

14）Fitzpatrick EM, et al. Sign language and spoken language for children with Hearing loss：A systematic review. Pediatrics. 2016；137.

15）Nittrouer S. Early development of children with Hearing loss. First Edition. San Diego, CA Singular Publishing, 2010.

16）Percy-Smith L, et al. Language understanding and vocabulary of early cochlear implanted children. Int J Pediatr Otorhinolaryngol. 2013；77：184-188.

第2章

CQ IV-2　療育の形態は進学先となる学校種の決定に直接的な影響を及ぼすか

推奨

療育の形態は進学先となる学校種の決定に直接的な影響を及ぼすとは結論できない。

推奨の強さ　オプション　　　　　　　　**エビデンスの質**　C

背景

　我が国の難聴児に対する学校教育には，聾学校などの特別支援学校，通常学校の通常学級，通常学校の支援学級および通級指導教室があり，従来は重度難聴児に対する学校教育は特別支援学校で行われていた。しかし，補聴器（HA）へのFMシステムの使用など，難聴児の聴覚活用を支援する方法が確立されるにつれて難聴児が通常学校へ通学する機会が増え，また人工内耳（CI）により重度難聴児も聴覚を通じて音声言語を獲得して通常学級への進学がさらに進み[1,2,5,6]，聴覚障害を持った子どもをできるだけ通常学校に通学させる潮流が世界で形成されてきた[1]。

　これらのことから，近年のCIなどの聴覚支援機器の発達とそれらによる聴覚活用療育により難聴児の音声言語獲得が促進され，その結果，通常学校への進学率が増加していると考えられるが，その一方で通常学校の難聴児は学習全体が同級の健聴児よりも遅れることが多く，難聴児は特別支援学級で過ごし，通常学級において過ごす時間は少ないとの報告もあり[2]，上記のような聴覚支援機器や聴覚活用療育法と難聴児の通常学校進学率との因果関係には確たるエビデンスは得られていない。CI装用児が視覚活用療育法よりも聴覚活用療育法でより良好な音声言語を獲得する可能性が高いことは知られているが（p.51：**CQIV-1参照**），音声言語獲得と通常学校進学が同義であるかどうかは検証されるべきであるといえる。

益と害の評価

- 患者が受ける利益：聴覚活用療育法により，良好な音声・環境音の知覚，発話明瞭度，音声言語能力の獲得が促進され，通常学校への良好な適応につながる可能性がある。
- 患者が受ける害・不利益：補聴補助機器や人的支援のコストなど。
- 益と害のバランス：益と害のバランスについては評価できない。
- 患者の希望：就学先には両親の希望が反映されることもある。
- 例外規定：療育者の協力が得られない症例では推奨しない。

解説

　米国では1975年に制定された法律（Public Law 94-142）で，難聴児を含む障害児に可能な限り "less restrictive environment" で健常児が受けるものと同等の教育を金銭的な負担なく公的教育として受けさせることが定められた[3,4]。これに伴い，米国では公立通常学校の通常学級に手話通訳者，Speech-language pathologist，教務補佐員などが配置され[3]，通常学校で一部または全日過ごせる難聴児は法律制定前後で20%以下から85%と顕著に増加した[4]。通常学級進学の有無に大きく影響を及ぼすのは聴力レベルで，聴覚補償時の装用閾値が70dBを超える重度難聴の子どもはコミュニケーションの手段を手話に頼りがちで聾学校に進学することが多いと報告されている[3]。

　我が国においては，小・中学校における特別支援学級の設置が進み，また，1993年の通級による指導の本格実施や2004年の特別支援学校への就学基準の改正，2013年の認定就学制度の廃止などにより，就学先には両親の希望が反映されるようにもなり，通常小学校などに通う難聴児の数が増えている。聾学校（特別支援学校）に在籍する難聴児の数は，1950年代後半のピーク時の約2万人から2018年には8000人強と著しく減少している。一方で，通常学校の特別支援学級や通級による指導を受ける難聴児は，2018年現在それぞれ約1800人，約2200人と増加してきている。

　難聴児のCI装用や療育法の効果は，ほとんどの研究で言語発達をアウトカムとしている。小児CIの先駆的な施設である米国のHouse ear instituteでは，当初から聴覚活用療育法を患児の通う学校に指示しており，1985年に発表された研究では患児の通う学校へのアンケートにより，対象となった98人中通常学級に22%，特別支援学級に55%，聾学校に23%が通学していることを報告している[5]。同時期の米国における難聴児の通学先はそれぞれ11%，43%，46%であるため，聴覚活用療育法とCI装用との組み合わせが通常学級への進学を促進していると考えられる。その他にも，術前からAuditory oral therapy（AOT）で療育されていて，3歳以前にCI手術を受けた患児14人全員が通常学級に進学したという報告や[6]，35名のCI装用児に対して，聴覚活用療育法とCIとを組み合わせて4年経過すると通常学級への進学が増加し，かつ通常学級内での加配人員の支援を受ける時間も短くなるという報告がある[3]。また，CI装用者とHA装用者とが混在しているグループ（HAのみ装用が91人，CIのみ装用9人，HAとCI併用8人）の観察であるが，Auditory-verbal therapy（AVT）により，小学校，中学校，高等学校でそれぞれ86%，84%，91%といずれも高率に児童が通常学級に進学した[7]。視覚活用療育が伝統的に多く行われているデンマークのCI装用児155名が対象の研究では，術後の各種の言語能力に影響する因子として，すべての術後成績の項目に影響を与えている因子は家庭でのコミュニケーションモードで[9]，モード別の聾学校への通学者の割合は，音声のみが20%と顕著に低く，音声とsupportive sign（補助的手話）の併用が69%，音声と手話の併用が97%であり，コミュニケーションモードは通学先を決定する要因と考えられると報告している。我が国では，神田らがCI装用児で就学しているCI児への調査で，AVTを行った患児は98%（41人中40人），

AOT を行った患児は 72%（137 人中 96 人），Total Communication（TC）では 30%（27 人中 8 人）が通常学校に進学したと報告している[8]。これらの報告はランダム化試験や比較試験ではないものの，聴覚活用療育が CI 装用者の通常学級への進学を促進することを間接的に示唆するものである。一方，5 歳以下で CI 手術を行い，術前と 8〜10 歳の間（術後 3〜5 年）に調査を行った 130 人以上の CI 装用児の縦断的な研究では[2,9]，療育方法が TC か Oral Communication（OC）か，進学先が通常学校の通常学級か聾学校かを調査している。その結果，CI 装用期間が延びても，TC，OC それぞれのクラスの人数は変わっていないにもかかわらず，通常学校に通学する割合が 25% から 71% に増加した[2]。この研究からは，療育の形態は進学先の決定には影響を及ぼすとは直接的には結論できない。療育の形態が進学先の決定に影響すると断定できない理由としては，本研究が行われた米国では通常学校の通常学級に加配教員や通訳者が十分に配置されているため，CI 装用児はある程度の聴取能があれば，これらのサポートを受けて通常学級に通うことが可能であることが考えられる。

　また，英国の研究でも 42 人の CI 装用児（OC24 人，TC18 人）のうち，95% が通常学校に通学しており[10]，いずれの療育方法でも高い通常学校への通学率で両者の進学率の間に差は見られず，療育方法の違いは必ずしも CI 装用児の通学先を決定する因子とはいえないことを示唆している。

　以上のように療育法による進学先への影響については，あくまでも教育の場の選択は障害児および保護者にあるという点や，各国の難聴児を取り巻く教育等の環境が異なる点に大きく影響されると考えられ，特に我が国の現状と照らし合わせた場合には直接的なエビデンスをもって結論できない。この問題は我が国でも CI 選択時などに多くの保護者から投げかけられる疑問であり，今後，よりエビデンスレベルの高い研究でその詳細が分析されることが望まれる。

参考文献

1) Archbold S, et al. Educational placement of deaf children following cochlear implantation. Br J Audiol. 1998；32：295-300.
2) Geers A, et al. Background and educational characteristics of prelingually deaf children implanted by five years of age. Ear Hear. 2003；24：2S-14S.
3) Francis HW, et al. Trends in educational placement and cost-benefit considerations in children with cochlear implants. Arch Otolaryngol Head Neck Surg. 1999；125：499-505.
4) Shaver DM, et al. Who is where? Characteristics of deaf and hard-of-Hearing students in regular and special schools. J Deaf Stud Deaf Educ. 2014；19：203-219.
5) Selmi A. Monitoring and evaluating the educational effects of the cochlear implant. Ear Hear. 1985；6：52S-59S.
6) Waltzman SB, et al. Long-term results of early cochlear implantation in congenitally and prelingually deafened children. Am J Otol. 1994；15 Suppl 2：9-13.
7) Goldberg DM, et al. Auditory-verbal graduates：outcome survey of clinical efficacy. J Am Acad Audiol. 2001；12：406-414.
8) 神田幸彦, 他. 人工内耳装用児の通常学校進路状況とそれに影響する因子について. Audiol Jpn. 2018；61：277-286.

9）Tobey EA, et al. Mode of communication and classroom placement impact on speech intelligibility. Arch Otolaryngol Head Neck Surg. 2004；130：639-643.

10）Archbold SM, et al. The educational settings of profoundly deaf children with cochlear implants compared with age-matched peers with Hearing aids：implications for management. Int J Audiol. 2002；41：157-161.

第2章

音楽療法は人工内耳装用児の音声言語獲得に有効か

推奨

人工内耳（CI）装用児の音声言語獲得のためには，音楽療法は有効である。

推奨の強さ　推奨　　　　　　　　エビデンスの質　C

背景

　これまでCI研究とデバイス開発において，長い間装用者の音楽聴取と楽しみは重視されてこなかった。しかし近年では，CI装用児の生活における音楽の重要性が周知されるようになるとともに，音楽トレーニングによりCI装用者の音楽の知覚（music perception）が向上すること，歌唱等の音楽活動への参加が可能になること等が研究で明らかになってきた[1-4]。また，言語が音楽の特殊なケースとして処理されることが示唆される等，音楽の言語獲得における補完的・治療的効果が期待されている[5]。我が国でも中田らが，CI装用児の音楽レッスンや家庭での音楽聴取習慣が語音明瞭度の向上と関係していることを明らかにする等，徐々に音楽療法の有効性も認識されるようになってきた[6-8]。このように近年，新生児聴覚スクリーニング検査による難聴早期診断やCI両耳装用活用，CIデバイスの進歩などもあり，CI装用児の音声言語によるコミュニケーションの早期確立を可能とするための療育方法として，音楽療法が注目されている。

益と害の評価

● 患者が受ける利益：音楽療法により，音声言語獲得の促進が期待できる。

● 患者が受ける害・不利益：音楽療法自体には，害・不利益はない。

● 益と害のバランス：音楽療法による益は害より大きい。

● 患者の希望：十分な説明と同意が必要である。

● 例外規定：特になし

解説

　CI装用者への音楽療法については，デバイス性能による制約がある中での音楽の知覚の向上に主要な関心が置かれており，複数の研究において音楽の知覚の向上に相関が見られる[2]。従来の聴覚活用教育を強化する技術として，有効性が示され，研究の幅が広げられてきている[8-12]。

　Goodらは，6〜15歳のCI装用児18名を音楽トレーニンググループと美術（visual arts）トレーニンググループにランダムに分け，6カ月のトレーニングを行い，結果を比較した[9]。音楽の内容は，個別のピアノレッスン，音楽理論と技術演習，歌唱から構成され，美術ト

レーニングの内容は，個別の絵画レッスン，色彩理論，技術などで構成された。それぞれ週30分のレッスンが，全24回実施された。術前，トレーニング中（12回終了時），トレーニング後（24回終了時）において，①音楽の知覚課題（音楽能力に関するモントリオール・バッテリー・テスト）と②情動プロソディの知覚課題（通常文に4つの感情を加えた文の感情識別課題で，聴覚のみおよび聴覚視覚条件下で行われる）から評価した。両グループを比較した結果，音楽トレーニンググループでは，①音楽の知覚課題において，メロディーの輪郭，リズムの弁別，メロディーの偶発的記憶を必要とする課題での成績が，トレーニング中，終了後の各段階において，統計学的に有意に向上したことが明らかになった（p＜0.05）。また，②情動プロソディの知覚課題においても，音楽トレーニンググループにおいて，聴覚のみの条件下で向上がみられた。他方，美術トレーニンググループでは，音楽トレーニンググループと同様の向上は示されなかった。これらの結果から，音楽トレーニングがCI装用児の音楽の知覚や情動プロソディ知覚の向上につながり，CI後の聴覚（リ）ハビリテーションとして有用であるとしている。

　Yucelらは，CI装用児を音楽トレーニンググループ（9人，月齢平均55.22カ月，HiRes strategy）とコントロールグループ（9人，月齢平均49.33カ月，HiRes strategy）に分け，植込前・1・3・6・12・24カ月後に，音楽の知覚と語音聴取の評価を行った[10]。その結果，音楽トレーニンググループにおいて，音の高低差の知覚が向上したことが明らかになった。また，語音聴取（speech perception）に関しては，2群で差は認められなかったものの，3カ月目の終わりまでに，音楽トレーニンググループは，語音聴取テストを実施できるほどに言語発達が進んだ児の割合が有意に高く（p＜0.05），音楽トレーニングにより音声言語習得速度が向上したと報告している。

　Petersenらは，CIを片耳に装用する成人（21～70歳）の18名を，音楽トレーニンググループ（9人）とコントロールグループ（9人）に難聴の期間，程度等をマッチさせて分け，前向きコホート研究を実施した[11]。介入後，両グループともに語音聴取能，情動プロソディ知覚が，統計学的に有意に向上した（p＜0.05）。しかし，音楽グループとコントロールグループの間に統計的有意差が確認されていない。したがって，音楽トレーニングは低年齢のCI装用例で効果が期待できると解釈できる。

　Fullerらは，a. ピッチ／音色のトレーニングまたはグループ音楽療法は，CI装用者の音楽（ドメイン内効果）とスピーチ（クロスドメイン効果）の認識を改善できるのか，b. CI装用者に最も効果的なトレーニング方法はどれか，を明らかにするための研究を行った[12]。この研究では，19人のオランダ語を母語とする成人CIユーザー（1年以上使用，神経障害はない）をランダムに，①ピッチ／音色トレーニンググループ（9人），②音楽トレーニンググループ（6人）と③コントロールグループ（4人）の3グループに分け，それぞれトレーニングを行った。グループ①では，コンピュータソフトウェアを使用した旋律輪郭識別（MCI）トレーニングが実施された。他方，グループ②では，聴覚トレーニング（スピーチと音楽聴取）と聴覚運動トレーニング（楽器を演奏する，歌う）で構成，実施された。ト

レーニングは，6週間，週2回のセッションで構成された。静寂時と騒音時における，語音明瞭度，発声感情の識別，MCI および生活の質（QOL）がトレーニング前後に測定された。その結果，グループ①においてのみ，ドメイン内効果（MCI パフォーマンスの向上）がみられ，他方，グループ②についてのみ，サンプル数が小さいが，クロスドメイン効果（情動プロソディの識別が向上）が示された。また総じて音楽トレーニングは，作業記憶と全体的なパターンの知覚を改善する可能性があること，音楽的に訓練された CI 装用者は，音楽の訓練を受けていない CI 装用者よりも，意味のある文章や単語で感情的な韻律をすばやく検出できたと報告している。ピッチ／音色トレーニングと音楽トレーニングの最適な組み合わせについては，現段階では今後の成果が待たれるが，これらの広範囲かつ集中的な音楽療法によるトレーニングが，CI 装用者の（リ）ハビリテーションプログラムへの追加的な益をもたらす可能性が示唆される。

　なお，国内においては，音楽療法士（Music Therapist）の資格制度が確立されていないことから，必要とするすべての患児に音楽療法を提供する環境整備に課題がある。

参考文献

1) Trehub SE, Vongpaisal T, Nakata T, Music in the lives of deaf children with cochlear implants, Ann N Y Acad Sci, 2009；1169：534-542.
2) Gfeller K, Music-based training for pediatric CI recipients：A systematic analysis of published studies, Eur Ann Otorhinolaryngol Head Neck Dis, 2016；S50-56.
3) Welch GF, et al, Using singing to nurture children's Hearing? A pilot study, Cochlear Implants Int, 2015；16 Suppl 3：S63-70.
4) Yang J, et al, Singing proficiency of members of a choir formed by prelingually deafened children with cochlear implants, J Speech Lang Hear, Res, 2019；62：1561-1573.
5) Koelsch S, et al, Towards a Neural Basis of Music Perception, Trends Cogn Sci, 2005；9：578-584.
6) Mitani C, et al, Music recognition, music listening and word recognition by deaf children with cochlear implants, Ear Hear, 2007；28：29S-33S.
7) Kanda Y, et al, Music therapy for a deaf child having cochlear anomaly using cochlear implant, World Congress of Music Thearpy, Description 297, 2017.
8) 神田幸彦，他．【幼小児の聴覚障害の現状と未来 ―新生児聴覚スクリーニングから学校教育まで．医療の進歩と言語聴覚士の将来を探る―】人工内耳術後リハビリテーションと介入．音声言語医学．2019；60：105-112.
9) Good A, et al, Benefits of music training for perception of emotional speech prosody in deaf children with cochlear implants, Ear Hear, 2017；38：455-464.
10) Yucel E, et al, The family oriented musical training for children with cochlear implants：speech and musical perception results of two year follow-up, Int J Pediatr Otorhinolaryngol, 2009；73：1043-1052.
11) Petersen B, et al, Singing in the key of life：A study on effects of musical ear training after cochlear implantation, Psychomusicology：Music, Mind, and Brain, 2012；22：134.
12) Fuller CD, et al, Comparison of two music training approaches on music and speech perception in cochlear implant users, Trends Hear, 2018；22：2331216518765379.

CQ Ⅳ-4 保護者のかかわりは人工内耳装用児の言語・認知発達に影響するか

推奨

保護者が人工内耳（CI）装用前後の子どもの発するわずかな徴候や行動を感じ取り，その背後の意味を推測し迅速かつ適切に応答する能力（Maternal Sensitivity：MS）は，難聴児の言語や認知機能の発達によい影響を与える。

推奨の強さ　推奨　　　　　　　　　エビデンスの質　C

背景

　健聴であれば，家族が聴覚を活用する家庭環境の子どもは，外界からのコミュニケーションが量・質ともに十分であることにより，言語や認知機能の発達は促進され，おおよそ問題なく言語や認知機能を発達させることができる。しかし，健聴の親を持つ難聴児の多くは親のコミュニケーションがモデルとして機能しにくく言語習得に困難を示し，CIをもってしても言語や認知機能の発達にはばらつきがあるといわれている[1-3]。CI装用児の言語・認知発達にかかわる要因の一つとして保護者のかかわりも非常に重要と考えられてきたが，これまで数値化し実証することは困難であった。

益と害の評価

- ●患者が受ける利益：保護者のかかわりが改善すれば，難聴児の発達に良い影響を与える。
- ●患者が受ける害・不利益：保護者は適切な個別指導やかかわりの実践のため時間的・経済的・精神的な支援が必要。
- ●益と害のバランス：適切な個別指導があれば，保護者のかかわりが改善しやすく，益は害より大きい。
- ●患者の希望：十分な説明と同意が必要である。
- ●例外規定：保護者不在の家庭の場合，それらに代わるキーパーソンが必要となる。

解説

1. Maternal Sensitivity（MS）とは

　MSとは，母親（養育者）が子どもの発するなんらかのサイン（徴候）や行動に気づき，その背後に隠された意味を推し量り，迅速かつ適切に反応する能力であり，1960年代より母子間の愛着形成の重要な要因として研究されてきた[4,5]。1991年より行われたアメリカ国立小児保健・人間発達研究所（NICHD）の大規模かつ長期にわたる定型発達児の縦断的研究では，ビデオ録画した母子遊びの観察から母親の応答性や，子どもの自主性の尊重，肯定的な態度などがMaternal Sensitivity（MS）として数値化され，定型発達児の言語や認知機

能，社会的行動の発達に関連することが明らかとなった[6,7]。

2. 難聴児研究への応用

　背景で述べたように，従来，難聴児の療育・教育の現場において，発達における母親（養育者）のかかわりの重要性を数値化し実証することは困難であったが，1999年にはPressmanらは補聴器を装用する難聴児らへの縦断的研究を行い，MSは表出言語獲得と有意な相関を示し，MSを測定することは表出言語獲得の予測が可能である点で意味があるとした[8]。その後，Niparkoらによる一連のChildhood Development after Cochlear Implantation（CDaCI）研究においてもさまざまに母のかかわりについて前向きの多施設研究がなされ，重度の難聴児（CI装用前）は健聴児に比し，言語，注意の持続，行動に問題があり，母子のコミュニケーションも短い傾向にあるが[9]，CI装用前の良好な保護者のかかわり（MS）は装用後の言語理解/表出に大きく貢献することが明らかになった[1,2]。2013年にはQuittnerとNiparkoらにより保護者によるかかわりを3つの機能，すなわちMS：保護者の応答性，Cognitive Stimulation（CS：認知的刺激），Language Stimulation（LS：言語・聴覚的な刺激），に分け，CI装用後4年の言語発達を前向きコホート研究で調べたところ，MSとCSのどちらも言語発達と高い相関（$p < 0.05$）がみられ，MS，LSともに高い親の子どもは言語面での遅れは1年のみであったが，他の群では2.5年であった。またLSはMSが高い場合にのみ言語発達と関連があった。このようにMSはCI手術年齢と同様に最適な言語発達をもたらすための重要な要素であることがわかった[10]。

3. より良いかかわりのための支援の実際

　概観してきたように保護者のかかわりは難聴児・CI装用児にとって発達の鍵である。ではより良いかかわりを実際に支援するためにどうすればよいのか。保護者と子どもの遊び場面を録画し，ビデオを見ながらよいかかわりをフィードバックしていく方法がJamesらにより紹介されている[11]。

　ただし，保護者にフィードバックをするためには，指導者自身が実践できなければならない。高いMSを発揮させた難聴児とのコミュニケーション場面では，相互的な応答性・自発性を重んじるため，乳児対話（Infant-Directed Speech：IDS）の場面であっても子どもを尊重し，脅かさない位置取り，そして子どもから見やすい距離で自然と子どもに相対し応答する格好で，本人の視界に人と対象物が入るようになる。感情特徴を身体や表情，音声を使って誇張し，音声の複雑さを十分繰り返し聴かせ，共有する場面を意味づけていく。日本ではMSそのものについての文献は見当たらないものの，保護者に対しコミュニケーションモデルを提示する重要性について述べた文献は多く，具体的にコミュニケーションパートナーとしてのあり方を考察したものもある[12-16]。前出のQuittnerらも，今までのCI装用の子どもの発話と言語中心の指導プログラムにMSについてのプログラムを合わせることでより良い結果をもたらすのではないか，また子どものコミュニケーションスキルを向上させるための保護者へのモデルが必要であると提案している[10]。

参考文献

1) Niparko JK, et al.；CDaCI Investigative Team, Spoken language development in children following cochlear implantation, JAMA, 2010；303：1498-1506.

2) Markman TM, et al.；CDaCI Investigative Team, Language Development After Cochlear Implantation：An Epigenetic Model, J Neurodev Disord, 2011；3：388-404.

3) 冨沢文子，他．人工内耳装用児の小学校就学前後期までの語彙力の検討．Audiol Jpn, 2017；60：500-508.

4) Bowlby, J (1982). Attachment and loss. Vol. 1 (2nd ed.). Attachment. New York：Basic Books.

5) Ainsworth, M.D.S., Blehar, M.C., Waters, E., &Wall, S. (1978). Patterns of attachment：A psychological study of the Strange Situation. Hillsdale, NJ：Lawrence Erlbaum Associates.

6) The NICHD Early Child Care Research Network, Early child care and self-control, compliance, and problem behavior at twenty-four and thirty-six months, Child Dev, 1998；69：1145-1170.（No authors listed）

7) The NICHD Early Child Care Research Network, Child care and mother-child interaction in the first three years of life, Dev Psychol, 1999；35：1399-1413.（No authors listed）

8) Pressman LJ, et al, Maternal sensitivity predicts language gain in preschool children who are deaf and hard of hearing, J Deaf Stud Deaf Educ, 1999；4：294-304.

9) Barker DH, et al.；CDaCI Investigative Team, Predicting Behavior Problems in Deaf and Hearing Children：The Influences of Language, Attention, and Parent-Child Communication, Dev Psychopathol, 2009；21：373-392.

10) Quittner AL, et al.；Childhood Development after Cochlear Implantation Investigative Team, Effects of maternal sensitivity and cognitive and linguistic stimulation on cochlear implant users' language development over four years, J Pediatr, 2013；162：343-348.

11) James DM, et al, Video feedback intervention：a case series in the context of childhood Hearing impairment, Int J Lang Commun Disord, 2013；48：666-678.

12) 野中信之，他．人工内耳によって発達する聴覚性情動的認知．音声言語医学．2003；44：15-22.

13) 野中信之，他．0歳難聴児におけることばの基盤の形成と自発的言語獲得―ことばの発見と他者理解における対人的循環反応の意義．音声言語医学．2007；48：332-340.

14) 中村公枝．聴覚障害乳児の早期療育．音声言語医学．2004；45：217-223.

15) 中村公枝．【テクノロジーの進歩と聴覚臨床】テクノロジーの効果的活用を促す小児聴覚臨床のあり方．言語聴覚研究．2009；6：99-106.

16) 北義子．【幼小児の聴覚障害の現状と未来―新生児聴覚スクリーニングから学校教育まで．医療の進歩と言語聴覚士の将来を探る―】乳児期の難聴児ケアの視点―言語聴覚士による「養育者と子の間主観的コミュニケーション支援」―．音声言語医学．2019；60：1-10.

V. 先天性高度難聴青年の療育

CQ V-1　先天性高度難聴青年に対して人工内耳は有効か

推奨

先天性または言語習得前の両側高度・重度難聴で，思春期以降に受ける人工内耳（CI）は除外基準とはならない。言語習得後失聴に比べ聴取成績は低くなることが多く，個人的ばらつきがみられるが，有効なケースがあるので，しっかりした適応決定とCIによるメリットの説明が重要である。

推奨の強さ　推奨　　　　　**エビデンスの質**　C

背景

　先天性または言語習得前の両側高度・重度難聴の場合，できるだけ早期にCI手術を行った方が良好な成績が得られるといわれ，手術時年齢の若年化が進む一方，手術時年齢が遅れれば獲得言語聴取成績は悪く，成人以降はCIの適応ではない風潮がみられていた[1]。しかし，CIの機器の進歩，早期難聴診断による補聴器（HA）装用率の向上，療育体制の環境変化等により状況は変化してきている[2]。

益と害の評価

- 患者が受ける利益：単音節，単語，文章による語音聴取成績の改善と生活の質の向上が得られる。
- 患者が受ける害・不利益：ときにCIのノンユーザーまたは部分的ユーザーとなる場合がある。
- 益と害のバランス：益の程度は個人差があるが，益は害より大きい。
- 患者の希望：CI手術前に十分な説明と同意が必要である。
- 例外規定：聴覚活用を全く行ってこなかった場合は適応を慎重にすべき。

解説

　CIは言語習得後失聴者が適応として始まり，1990年代に入り先天性高度難聴児へも適応が拡大した。しかし，その当時，先天性または言語習得前の両側高度・重度難聴成人例はCIによる効果は限定されると考えられ，適応としては検討課題となっていた。この10～20年の間にCIの電極の改良，音声コード化法の進歩，新生児聴覚スクリーニング検査の普及

第2章

による難聴の早期診断・早期介入が可能になってきたことで，今世紀初頭から先天性または言語習得前の両側高度・重度難聴で思春期以降にCIを受けた者の良好な語音聴取成績の報告がみられるようになってきた。

　今回は2010～2019年の間で先天性または言語習得前の両側高度・重度難聴で思春期以降にCIを行った結果に関する論文を検索し，検討を行った。

1．CI術後成績による評価

　CI術後の成績を示した報告では，Roussetら[3]は言語習得前失聴の20～63歳の43名を対象に検討したところ88％が術前より語音明瞭度が改善していた。Heywoodら[4]は0～6歳（平均1.5歳）に失聴した22～51歳の13名に対して文章の聴取成績を検討し，術前成績平均54～83％に改善が見られ，1人を除いて改善したと報告している。我が国では吉田ら[5]が18～29歳の8名を対象に検討した結果も聴取成績の改善を示している。Cusumanoら[6]は言語習得前失聴成人（平均年齢40歳）16名と言語習得後失聴成人102名を単語聴取成績で比較し，前者は術後5年間かけて有意な改善が見られたのに対し，後者は3年で有意な改善が見られた。先天性または言語習得前失聴成人CI症例は語音聴取改善が遅いが，明らかな改善が見られている。Straatmanら[7]も同様に言語習得前失聴成人（平均年齢37歳）26名と言語習得後失聴成人30名を比較し，先天性または言語習得前失聴成人CI症例の有効性を示している。語音の聞き取り改善だけではなく，環境音の有意な聴取改善も満足度の一因であると述べている。しかし，その中で7.7％にCIノンユーザーが存在していたことも報告している。Santarelliら[8]は生活の質（QOL）の向上に関して質問紙による検討を行い，有意な改善を示している。このようにほとんどの報告で先天性または言語習得前の両側高度・重度難聴成人CI症例の有効性を示しているが，ノンユーザーの存在も忘れてはいけない。適応をしっかり見極め，候補者を選択していくことも重要である。

　言語習得前失聴者で成人まで経過すると構音障害を伴うことが知られている。正しい聴覚のフィードバックがないと聞こえたように発語をしてしまうためといわれている。CI術後の音声知覚は，術後の患者自身の音声明瞭度と相関し[9]，さらにUbrigら[10]は17～48歳の20名を対象に，CI術後に音声リハビリを行った群と行わなかった群で音響分析による変化を比較検討した。音声リハビリを行った群は統計学的に有意な改善がみられ，難聴による構音障害の改善にはCIによる聴覚フィードバックだけでは不十分であり，加えて音声リハビリを行うことでさらなる改善が期待できることを指摘している。

2．CIが有効となる因子の評価

　先天性または言語習得前の両側高度・重度難聴成人CI症例の語音聴取成績は個人差があるといわれている[11]。どのような因子がより良い語音聴取成績につながるかを検討している報告がこれまでいくつかある。Yangら[12]が16歳以上の92名を対象にした検討では，術前の良聴耳聴力が良いほど術後成績が良いとの結果を示している。Forliら[13]も20～71歳の27名の多変量解析による検討で，術前の聴力レベルが術後成績に影響すると報告している。また，聴覚口話法＞トータルコミュニケーション法＞手話の順で文章の聴取成績が有

意に改善したとの結果も示している。Bosco ら[14] は12～40歳までの23名を対象に，口話法だけで療育を受けていた13名とトータルコミュニケーションで療育を受けた10名で術後の単語了解度を比較検討し，口話法のみの群で良好な結果がみられたと報告している。Kumar ら[15] は16～61歳の21名の検討で，5名が術後聴取成績の改善が見られず，そのうちの4名がトータルコミュニケーションで療育を受けていたと報告している。術前の療育方法も予後因子として重要であると思われる。Van Dijkhuizen ら[16] は術前の発話明瞭度，幼少期のコミュニケーションモード，HA の装用歴[5] は術後の語音聴取成績と関連し，予後因子として重要であることを示している。失聴期間に関しては，失聴期間と術後の語音聴取成績とは相関がなかったという報告[12,17] と，有意差はないが中等度の関係があるとする報告[3] や強い相関が見られたとの報告[18] があった。不良群の中には CI のノンユーザーとなった報告もあるので，術前の予後因子の検討は大変重要と考える。

参考文献

1）Snik AF, et al, The relation between age at the time of cochlear implantation and long-term speech perception abilities in congenitally deaf subjects, Int J Pedatr Otorhinolaryngol, 1997；41：121-131.

2）Walzman SB, et al, Implatation of patients with prelingual long-term deafenss, Ann Otol Rhinol Laryngol Suppl, 1999；177：84-87.

3）Rousset A, et al, Receptive languagee as a predictor of cochlear implant outcome for prelingually deaf adults, Int J Audiol, 2016；55：S24-S30.

4）Heywood RL, et al, Assessment and outcome in non-traditional cochlear implant candidates, Audiol Neurotol, 2016；21：383-390.

5）Yoshida H, et al, Cochlear implantation on prelingually deafened adults, Auris Nasus Larynx, 2008；35：349-352.

6）Cusumano C, et al, Performance plateau in prelingually and postlingually deafened adult cochlear implant recipients, Otol Neurotol, 2017；38：334-338.

7）Straatman LV, et al, Cochlear implantation in late-implanted prelingually deafened adults：changes in quality of life, Otol Neurotol, 2014；35：253-259.

8）Santarelli R, et al, Cochlear implantation outcome in prelingually deafeded young adults, A speech perception study, Audiol Neurotol, 2008；13：257-265.

9）Van Dijkhuizen JN, et al, Intelligibility of the patient's speech predicts the likelihood of cochlear implant successs in prelingually deaf adults, Ear Hear, 2016；37：e302-e310.

10）Ubrig MT, et al, The Influence of Auditory Feedback and Vocal Rehabilitation on Prelingual Hearing-Impaired Individuals Post Cochlear Implant, J Voice, 2019；33：947. e1-947 .e9.

11）Duchesne L, et al, Auditory performance and subjective benefits in adults with congenital or prelinguistic deafness who receive cochlear implants during adulthood, Cochlear Implants Int, 2017；18：143-152.

12）Yang WS, et al, Delayed cochlear implantation in adults with prelingual severe-to-profound hearing loss, Otol Neurotol, 2011；32：223-228.

13）Forli F, et al, Cochlear implant in prelingually deafened oralist adults：speech perception outcomes, subjective benefits and quality of life improvement, Acta Otorhinolaryngol Ital, 2017；37：416-422.

14）Bosco E, et al, Long term results in late implanted adolescent and adult CI recipients, Eur Arch Otorhinolaryngol, 2013；270：2611-2620.

15）Kumar RS, et al, Cochlear implantation in early deafened, late implanted adults：Do they benefit? Cochlear Implants Int, 2016；17 Suppl 1：22-25.

16）van Dijkhuizen JN, et al, Speech intelligibility as a predictor of cochlear implant outcome in prelingually deafened adults, Ear Hear, 2011；32：445-458.

17）Lammers MJW, et al, Predicting Performance and Non-Use in Prelingually Deaf and Late-Implanted Cochlear Implant Users, Otol Neurotol, 2018；39：e436-e442.

18）Derinsu U, et al, Effects of residual speech and auditory deprivation on speech perception of adlut cochlear implant recipients, Auris Nasus Larynx, 2019；46：58-63.

第2章

CQ V-2　先天性高度難聴青年に対して 人工内耳が有効となる指導（ハビリテーション）方法は

推奨

先天性高度難聴青年の人工内耳（CI）後の良好な聴取能獲得のためには，CI 前の聴覚活用法での指導が有効である。

推奨の強さ 推奨　　　　　　　**エビデンスの質** C

背景

　CI 医療は 1980 年頃からまず成人に対して開始され，安全性と有効性が認識された。その後，1990 年頃から先天性難聴の小児例に対する CI 手術が施行されるようになり，先天性難聴児例の聴取能獲得における CI の有効性も示されてきた[1,2]。一方，1990 年代になると，同じ青年例に対する CI 手術でも，言語習得後失聴例に比べて，言語習得前／中難聴例では語音聴取能が不良であることが複数の報告で指摘され[3-7]，先天性難聴の青年例は CI 手術の適応外という認識が一般的となった。

　その後，先天性高度難聴児の言語発達期における聴覚と視覚の相互関係に関しての研究が進み，言語発達段階で聴覚を活用せず，読話や手話などの視覚入力による言語獲得を主に行った場合，聴覚連合野が視覚情報処理に置き換わり，その変化は時間経過とともに脳の可塑性が失われて不可逆になり，その後に CI 等で聴覚活用を行っても音声言語習得は難しくなる可能性が明らかになってきた[8-11]。同様に，CI による聴取能は言語獲得期のコミュニケーションモードや療育と関連することが示されてきた[7,12-14]。このような経過を経て，2000 年頃から再び，聴覚活用法で療育を受けてきた先天性難聴の青年例に対しての CI 手術の有効性が見直されるようになってきた。

　近年の報告では，聴取能と関連する因子として，CI 前の聴力レベル[15]，難聴の種類[15,16]，発話明瞭度[15,17]，CI 前の HA 装用，CI 前の聴取能，CI 手術年齢[18-20] に加え，コミュニケーションモード[15,20-22] が指摘されている。

益と害の評価

- ●患者が受ける利益：先天性高度難聴青年においても，CI 前に聴覚活用法で療育を受けていれば，CI 後に語音聴取能や QOL の改善を得られる可能性が高い。
- ●患者が受ける害・不利益：CI 前に HA による聴取能が良好であった例において，CI 手術後の聴取能が HA の聴取能を上回らないことがある。
- ●益と害のバランス：小児期から聴覚活用療育を受けて青年期に CI 手術を行う利益は害よりも大きい。
- ●患者の希望：関与しない。

●例外規定：なし

1．CI 前の療育法と CI の有効性に関して

　　CI の評価尺度としては主に語音聴取能と QOL の二つが挙げられる。まず先天性難聴青年
での語音聴取能の面からの報告を見ると，Yang らによる，16 歳以上で CI 装用を開始した
32 例の検討では，CI 前の療育法が聴覚口話法（Auditory-Oral 法：AO 法），トータルコ
ミュニケーション法（TC 法：手話，口話，その他すべて方法の併用），手話群の順に文聴
取（それぞれ 62.3%，17.3%，1.3%，p＜0.05）が良好で各群間に有意差を認めた[13]。18
歳以降に CI 手術をした 44 例の検討では，CI 聴取能の術前の予測因子として，CI 前の発話
明瞭度（Relative Importance 26.9，p＜0.01），聴力（Relative Importance 11.6，p＜0.01），
術前の手話通訳必要性（Relative Importance 9.24，p＜0.05）が関連し，CI 前の診察に手
話通訳を要していた例は全例で CI 後に聴取が改善しなかった[14]。Caposecco らもまた，14
歳以上で CI 手術をした 38 例において，CI 後の語音聴取能の成績は，幼少期の療育法（TC
法/手話法もしくは AO 法）と進行性難聴の有無，CI 前の HA 未使用期間で説明でき，進行
性難聴で AO 法を用いており，CI 直前まで HA を装用している例で語音聴取能が良好で
あった[16] ことを報告している。すなわちいずれの報告も CI 後の語音聴取能に関して，CI
前の療育方法は，TC 法や手話法より AO 法が有利である[13,14,16] とする結果であった。

　　これらのことから，コミュニケーションモードの定義を明確にできないことや，本質的に
後ろ向き研究しかできないためにエビデンスは限られているものの，幼少期における聴覚を
活用した療育と，CI による良好な言語聴取は関連するといえる[12]。

　　一方，評価尺度として QOL や満足度を考えたとき，療育方法にかかわらず，先天性難聴
青年・成人では CI による QOL の改善がもたらす高い満足度を報告している研究が多
い[16,23]。また，言語力や CI 後の聴取能と CI の満足度は必ずしも比例しないことも指摘さ
れている[23,24]。言語習得前難聴に対する青年期の CI は，自尊心などの感情や，活動や社会
的相互作用へ良い変化をもたらす[23] ことから，CI の有効性として語音聴取能だけでなく，
QOL も併せて評価することが重要である。

2．CI 後の療育に関して

　　Caposecco らは，先天性高度難聴青年に対して CI 後 3 カ月間に 7 回の聴覚リハビリテー
ションを施行し，CI 前と 1 年後の聴取能を比較し，0%から 49%に改善したと報告した[16]。
この聴覚リハビリテーションの内容は，①聴覚と言語的キューを併用した語音聴取訓練，②
会話中に聴覚障害を認識するコミュニケーション療法，などで構成されており，CI 後の聴
覚を活用した療育の重要性を示唆している[10]。

　　音声言語習得の戦略として，キュードスピーチ（CS）の併用は，言語獲得期の不十分な
聴覚刺激を補うために有効であるという報告もある。Kos らは CI 前 CS 使用群と手話群を
比較すると，CS 群で有意に音素識別（p＝0.03，T＝2.34）と聴覚パフォーマンス（p＝

0.004，$T=4.95$）が良好であったと報告している[22]。このことから，術後の療育で口話構造を維持した CS の併用が音声言語獲得を促進する可能性は考えられるが，これだけでは判断できない。

　また，CI 後の語音聴取能の改善において，脳の再編成は重要な役割を果たす。CI による聴覚再活性化に伴い，比較的短期間のうちに脳の適応可塑性が発生することから，CI 後数カ月間の強力な視覚的および聴覚視覚的リハビリテーションは，発話明瞭度改善や聴覚機能の回復に大きく寄与することが指摘されている[10,25]。これらのことから，先天性難聴青年例でも，術前の要因のみで言語理解が決定されるとは限らず，術後の聴覚活用を中心とした療育を積極的に続ける意義はあることが示唆される。

　Positron emission tomography（PET）を用いた研究により，言語習得前難聴において，読話や手話の獲得は，視覚的な言語情報によって聴覚野が活性化されるという機能的再編成を導き，長期間にわたり聴覚野が視覚的言語処理に置き換えられていると，聴覚回復が期待しにくくなることが指摘されている[10]。また，言語習得前難聴 CI 例において，視覚領域と上側頭溝（STS）領域は関連しており，視覚領域と STS 領域が高活動なほど聴覚回復が乏しくなるという関連が示されている[10]。すなわち，視覚領域の高活動は視覚システム単独による聴覚の代償が進んでいることを，また STS の高活動は聴覚システムが視覚と聴覚の両者（cross-modal）で再編成されていることを示している。これらのことから，特に先天性難聴青年・成人例に対する CI の効果予測や適応決定には PET や Functional MRI などの脳機能画像検査が参考になる可能性も考えられる。また，これらの CI 後の脳の可塑性の研究は，CI 後の機能的リハビリテーションの解明においても役立つ可能性が期待される。

　発話明瞭度に着目し CI 前後の音声分析結果を比較した研究においては，術前の shimmer（音の強さの制御，音の強さの揺らぎ）と CI 後の発話明瞭度は関連し，術前の声の強さや質は発話面での CI 効果の予測因子となりうると指摘されている[26]。また，術前に残存聴力がある例ほど CI 前後の発話明瞭度は良好で，術前の口話スキルは，言語発達の適齢期を過ぎた例に対する CI の成功に重要な要素であることが示唆されている[26]。

参考文献

1) Osberger MJ, et al, Independent Evaluation of the Speech Perception Abilities of Children With the Nucleus 22-channel Cochlear Implant System, Ear Hear, 1991；12（4 Suppl）：66S-80S, doi：10.1097/00003446-199108001-00009.

2) Waltzman S, et al, Improvement in Speech Perception and Production Abilities in Children Using a Multichannel Cochlear Implant, Laryngoscope, 1990；100：240-243, doi：10.1288/00005537-199003000-00006.

3) Busby PA, et al, Results of Speech Perception and Speech Production Training for Three Prelingually Deaf Patients Using a Multiple-Electrode Cochlear Implant, Br J Audiol, 1991；25：291-302, doi：10.3109/03005369109076601.

4) Waltzman SB, et al, Use of a Multichannel Cochlear Implant in the Congenitally and Prelingually Deaf Population, Laryngoscope, 1992；102：395-399. doi：10.1288/00005537-199204000-00005

5) Skinner MW, et al, Study of the Performance of Four Prelinguistically or Perilinguistically Deaf Patients

With a Multi-Electrode, Intracochlear Implant, Laryngoscope, 1992；102：797-806, doi：10.1288/00005 537-199207000-00009.

6）Ito J, Fujino K, et al, Cochlear Implants for Adult Prelingually Deaf Patients,〔Article in Japanese〕Nihon Jibiinkoka Gakkai Kaiho 1994；97：2092-2096, doi：10.3950/jibiinkoka.97.2092.（in Japanese）

7）Teoh SW, et al, Cochlear Implantation in Adults With Prelingual Deafness, Part I, Clinical Results, Laryngoscope, 2004；114：1536-1540, doi：10.1097/00005537-200409000-00006.

8）Naito Y, et al, Development and plasticity of the auditory cortex in cochlear implant users：a follow-up study by positron emission tomography, Adv Otorhinolaryngol, 2000；57：55-59.

9）Musiek FE, et al, Central auditory mechanisms associated with cochlear implantation：an overview of selected studies and comment, Cochlear Implants Int, 2010；11 Suppl 1：15-28.

10）Strelnikov K, et al, PET-imaging of brain plasticity after cochlear implantation, Hear, Res 2015；322：180-187.

11）Moteki H, et al, Different cortical metabolic activation by visual stimuli possibly due to different time courses of Hearing loss in patients with GJB2 and SLC26A4 mutations, Acta Otolaryngol, 2011；131：1232-1236.

12）Schramn D, et al, Cochlear implantation for adolescents and adults with prelinguistic deafness, Otol Neurotol, 2002；23：698-703.

13）Yang WS, et al, Delayed cochlear implantation in adults with prelingual severe-to-profound hearing loss, Otol Neurotol, 2011；32：223-228.

14）O'Gara SJ, et al, Factors Affecting Speech Perception Improvement Post Implantation in Congenitally Deaf Adults, Ear Hear, 2016；37：671-679, PubMed PMID：27779517.

15）Loundon N, et al, Audiophonological results after cochlear implantation in 40 congenitally deaf patients：preliminary results, Int J Pediatr Otorhinolaryngol, 2000；56：9-21.

16）Caposecco A, et al, Cochlear implant outcomes in adults and adolescents with early-onset Hearing loss, Ear Hear, 2012；33：209-220.

17）van Dijkhuizen JN, et al, Speech intelligibility as a predictor of cochlear implant outcome in prelingually deafened adults, Ear Hear, 2011；32：445-458, doi：10.1097/AUD.0b013e31820510b7, PMID：21258238

18）Dowell RC, et al, Speech perception outcomes in older children who use multichannel cochlear implants：older is not always poorer, Ann Otol Rhinol Laryngol Suppl, 2002；189：97-101, PMID：12018359

19）Harrison RV, et al, Is there critical period for cochlear implantation in congenitally deaf children? Analyses of Hearing and speech perception performance after implantation, Dev Psychobiol, 2005；46：252-261.

20）Waltzman SB, et al, Delayed implantation in congenitally deaf children and adults, Otol Neurotol, 2002；23：333-340.

21）Osberger MJ, et al, Speech recognition performance of older children with cochlear implants, Am J Otol, 1998；19：152-157.

22）Kos MI, et al, What can be expected from a late cochlear implantation? Int J Pediatr Otorhinolaryngol, 2009；73：189-193, doi：10.1016/j.ijporl.2008.10.009, Epub 2008 Dec 2, PMID：19054582

23）Straatman LV, et al, Cochlear implantation in late-implanted prelingually deafened adults：changes in quality of life, Otol Neurotol, 2014；35：253-259, PMID：24448285

24）Bosco E, et al, Long term results in late implanted adolescent and adult CI recipients, Eur Arch Otorhinolaryngol, 2013；270：2611-2620, doi：10.1007/s00405-012-22 64-4, Epub 2012 Nov 23.

25）Teoh, SW, et al, Cochlear implantation in adults with prelingual deafness, Part Ⅱ. Underlying constraints that affect audiological outcomes, Laryngoscope, 2004；114：1714-1719.

26）An YS, et al, Preoperative voice parameters affect the postoperative speech intelligibility in patients with cochlear implantation, Clin Exp Otorhinolaryngol, 2012；Suppl 1：S69-72, doi：10.3342/ceo.2012.5.S1.S69, Epub 2012 Apr 30, PMID：22701152

第2章

第3章

解説

Ⅰ. 新生児聴覚スクリーニング

解説 Ⅰ-1　難聴児への早期介入の重要性と我が国の現状

背景

新生児聴覚スクリーニング（新スク）の目的は，難聴という障害を早期に発見してそれに引き続く早期の適切な介入を行い，結果として障害の軽減，あるいは先天性難聴であっても健聴者同様の社会生活が可能になるようにすることである。

現在は先天性難聴に対して，多くの場合，補聴器（HA），人工内耳（CI）の早期装用で音声言語がほぼ獲得できる時代となった。音声言語は単なるコミュニケーション手段に留まらず，社会性の醸成，その後の発展的学習，さらには高度な認知・思索につながる人間の成長過程にプログラムされた機能である。脳神経の急速な発達の時期である乳幼児期に聴覚刺激が遮断されるとその後の言語発達に永続的な障害をもたらすので，諸外国では難聴の早期発見，早期介入（Early Hearing Detection and Intervention：EHDI）は国家主導で実施されるようになってきている。

解説

1. 介入時期

The Joint Committee on Infant Hearing（米国で 1969 年に発足した小児難聴の早期発見のために聴覚学，耳鼻咽喉科，小児科，看護学の代表からなる乳児聴覚合同委員会）による2019 年の Position Statement[1] によると，生後 1 カ月以内に新スクを終了し，3 カ月以内に難聴の評価，確定を行い，6 カ月以内のなるべく早期に介入を開始すべきとされている（1-3-6 ゴール）。その早期介入の必要性の根拠の一つに Yoshinaga-Itano[2] による難聴の早期発見から生後 6 カ月以内に補聴器装用などの早期介入を行った群が 6 カ月以降の介入群と比べて有意に言語発達が良好であったことが挙げられている。近年では 1 カ月以内の検査，2 カ月以内の確定診断，3 カ月での介入という 1-2-3 ゴールへの移行が見られる[1]。

人間の聴覚は胎生 27 週で ABR の反応が見られ，すでに聴くことができている[3]。ただ，脳幹の髄鞘化，シナプス形成は 2 歳頃まで続いて成人同様となる。出生時，蝸牛の中音域の閾値はほぼ成人と同様である[4]。新スクに AABR，DP-OAE が用いられるのは，出生時にすでに音刺激に対して脳幹の一定の反応があること，また，蝸牛の外有毛細胞が機能しているという事実に基づいている。また，図 3-1 に胎生 7 カ月からの大脳の感覚野のシナプス密度の変化を示すが[5]，視覚，聴覚とも生後 2 カ月から 4 カ月で急速にシナプスが増大するこ

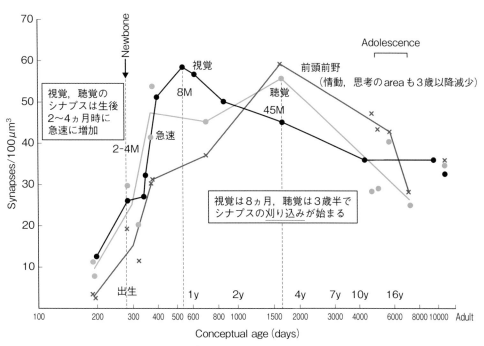

図 3-1　ヒトの胎生日数と大脳のシナプス密度
（文献 5）より改変）

とがわかる。視覚は 8 カ月でピークに達し，その後減少する。聴覚はやや遅れて 3 歳半で
ピークに達し，その後減少する。この早期のシナプスの減少は「刈り込み」と呼ばれ，感受
期に刺激のなかったシナプスは数が減少する。先天性白内障の手術は生後 3 カ月頃の早期に
行なわなければ将来的に弱視が残るといわれるが，これはシナプスが増える感受期に光刺
激がなければシナプスの刈り込みが起こり，刈り込み後に光刺激が回復しても中枢でのその
処理が十分できないためと考えられる。聴覚も同様に感受期の音刺激が重要であり，この図
3-1 から臨界期はおよそ 3 歳半までかと推定できるが，生後 6 カ月前後のシナプス密度の増
加時に音刺激があれば，より自然に音声言語を獲得できることが推測できる。

　ここで，音声言語の認知，学習において，常に我々は聴覚のみならず，視覚情報（唇の動
きなど）にも頼っていることを忘れてはならない。そしてその 2 つの感覚の統合は 2 歳半を
過ぎると困難になるとされている[6]。さらに，長期の聴覚刺激の欠失は視覚情報が視覚野か
ら側頭葉の高次の聴覚野で処理されるようになるなど，聴覚，視覚の感覚野の不可逆的相互
再編成（cross modal cortical re-organization）をもたらす[7]。つまり，音声言語認知には視
覚情報が密接に関与しており，それらが相互に統合されて機能するための感受期がある。視
覚のシナプスが生後 8 カ月以降減少すること，聴覚・視覚のシナプスが生後 2～4 カ月で急
速に増えること，難聴を放置すると聴覚中枢の cross modal cortical re-organization が起き
てしまうことを考慮すると，難聴の介入は新スク後の診断確定後，早ければ早いほどよいと
思われる。前述の Year 2019 Position Statement[1] での「6 カ月までに聴覚補償を含めた介

入をすべき」という提案は合理的であり，実際，小児 CI 手術が 1 歳未満，さらには 6 カ月で行われると術後の音声言語成績が良好であるとの報告が増えつつある[8-11]。上記の乳幼児の脳の発達の過程を考えれば世界的に手術の低年齢化が進んでいることは当然の流れと思われる。

2．介入体制

先進諸外国では新スクから早期介入，就学まで法律で制度が規定され，人材，施設，手順などが整備されているのに対し，我が国においてはいまだに新スクは任意であり，新スク後の難聴疑い（refer）児の把握，確定診断後の受け皿など，介入法の適否を論ずる以前の大きな体制の課題が残されたままである。

その課題として以下のようなものが挙げられる。

①新スクに対応していない産科がある。
②産科における新スクの refer 率に依然としてかなりのばらつきがある。
③ Refer 児の実態を把握する機関や患児，保護者を療育の方向へ導く coordinator の配置がない。
④ Refer の全数，refer 児の精密聴力検査受診の有無，確定診断結果を把握する体制がない。
⑤乳児の難聴の診断が的確にできる人材（医師，言語聴覚士），施設が乏しい。
⑥難聴確定後の 0 歳児の介入，療育を担う施設は公的に整備されておらず，現状ではその大多数を地域の特別支援学校（聴覚障害）の乳幼児教育相談がその任を担っている。
⑦難聴確定後，介入されるべき児の受け皿がなく，結果的に，医療・療育機関ではない地域の特別支援学校（聴覚障害）が行う乳幼児教育相談を通じて担っている現状である。
⑧ HA 装用の効果の評価から，CI 適応の的確な判断ができる施設が少ない。
これらの解決には国としての体制整備が不可欠と思われる。

米国の疾病予防管理センター（Centers for Disease Control and Prevention：CDC）がどのように体制を構築しているかの概略を以下に述べる。CDC は 2010 年に EHDI を制定し，Year 2007 Position Statement[1] に則って，1-3-6 ゴールを開始した。そして Coordinator としての Medical home（かかりつけ医）と小児専門オーディオロジスト（博士号を有する）の役割を定め，0～3 歳の難聴児に個別に対応している。オーディオロジストは家庭医，医療・教育の専門家との橋渡しをし，情報を共有する。要するに聴覚の評価をオーディオロジストが逐次行い，その情報をかかりつけ医と共有する。また，オーディオロジストは新スク後の refer から難聴の評価に関わり，難聴確定後は介入に関して HA 装用など専門機関を紹介する。専門機関はその結果，方針をかかりつけ医に報告する。こうしてすべての情報がかかりつけ医に集まり，そこで，難聴についての情報，今後のプランなどが保護者に提供される。集計されるデータは乳児の難聴の詳細，保護者の情報，早期介入の内容，HA 選定経

Summary of 2017 National CDC EHDI Data

Data Source: 2017 CDC Early Hearing Detection and Intervention (EHDI) Hearing Screening & Follow-up Survey (HSFS)

Number of Respondents: 57[a] (*50 states, 7 territories*) AL, AK, AR, American Samoa, AZ, CA, Commonwealth of the Northern Mariana Islands, CT, DE, District of Columbia, FL, GA, Guam, HI, ID, IL, IN, IA, KS, KY, LA, ME, Marshall Islands, MD, MA, MI, Micronesia, MN, MS, MO, MT, NE, NV, NH, NJ, NM, NY, NC, ND, OH, OK, OR, Palau, PA, Puerto Rico, RI, SC, SD, TN, TX, UT, VT, VA, WA, WV, WI, WY

2017 Documented EHDI Data Items	
Total Occurrent Births (*according to state & territorial EHDI programs*)	3,807,656
Documented Hearing Screening	
Percent Screened	98.3% (n = 3,742,608) *(Range: 88.9% - 99.9%)*
○　Percent Screened (*excluding infant deaths & parental refusals*)	98.9%
○　Percent Screened before 1 Month of Age	97.1% (n = 3,632,795)
Percent Not Passing final / most recent screening	1.7% (n = 62,859)
No Documented Hearing Screening	
Percent w. No Documented Screening:	**1.7% (n = 65,048)**
○　Overall Percent Loss to Follow-up (LFU) / Loss to Documentation (LTD) for Screening 　　▪ LFU/LTD = # Parents/Family Contacted but Unresponsive (1,169) + # Unable to Contact 　　(1,035) + # Unknown (18,820)	0.6% (n =21,024) *(Range: 0.0 – 8.5%)*
Documented Diagnosis	
Percent Diagnosed	65.2% (n = 40,987) *(Range: 10.6% - 100.0%)*
○　Percent with No Hearing Loss (*i.e., no diagnosed hearing loss*)	54.8% (n = 34,450)
○　Percent with Hearing Loss	10.4% (n = 6,537)
○　Percent Diagnosed (*normal hearing + hearing loss*) before 3 Months of Age	75.4% (n = 30,908)
Prevalence of Hearing Loss	**1.7 per 1,000 screened**
No Documented Diagnosis	
Percent w. No Documented Diagnosis	**34.8% (n = 21,872)**
○　In Process	1.9% (n = 1,201)
○　Infant Died / Parents Declined	3.9% (n = 2,461)
○　Non-Resident / Moved	2.8% (n = 1,758)
○　Overall Percent Loss to Follow-up (LFU) / Loss to Documentation (LTD) for Diagnosis 　　▪ LFU/LTD = # Parents/Family Contacted but Unresponsive (5,778) + # Unable to Contact 　　(2,714) + # Unknown (6,957)	24.6% (n = 15,449) *(Range: 0.0 – 86.7%)*
▪ Percent LFU / LTD for Diagnosis: Due to Unable to Contact and Unknown	**15.4% (n = 9,671)**
▪ Percent Unresponsive for Diagnosis: Due to Parents/Family Contacted but Unresponsive	**9.2% (n = 5,778)**
Other Cases of Hearing Loss	
Number of Additional Cases (*e.g., late-onset hearing loss & infants not screened at birth*)	n = 497
Number of Cases of Non-Permanent / Transient Hearing Loss	n = 1,369
Documented Referral to Early Intervention (EI)	
Percent Referred to Part C EI (*of those with hearing loss*)	90.8% (n = 5,937)
Percent Not Referred to Part C and Unknown (*of those with hearing loss*)	8.5% (n = 557)
Documented Enrollment in EI	
Percent Enrolled in EI (*Part C & Non-Part C*) 　　○　Enrolled in EI = # in Part C EI (4,136) + # in Non-Part C EI (118)	65.1% (n = 4,254) *(Range 0.0% - 100.0%)*
○　Percent Enrolled in EI before 6 Months of Age (*Part C & Non-Part C*)	66.7% (n = 2,837)
No Documented Enrollment in EI	
Percent w. No Documented EI Services	**34.5% (n = 2,258)**
○　Infant Died / Parents Declined	10.2% (n = 666)
○　Non-Resident / Moved	2.6% (n = 167)
○　Not Eligible for Part C Services	2.2% (n = 142)
○　Overall Percent Loss to Follow-up (LFU) / Loss to Documentation (LTD) for EI 　　▪ LFU/LTD = # Parents/Family Contacted but Unresponsive (138) + # Unable to Contact (309) 　　+ # Unknown (755)	18.4% (n = 1,202) *(Range 0.0 – 100.0%)*
▪ Percent LFU / LTD for EI: Due to Unable to Contact and Unknown	**16.3% (n = 1,064)**
▪ Percent Unresponsive for EI: Due to Parents/Family Contacted but Unresponsive	**2.1% (n = 138)**

Notes: [a]All 57 states and territories responded to all parts of the survey　Respondents had the option to either use the revised definition or previous version for the field *Parents/Family Contacted but Unresponsive.* 43 jurisdictions used the revised definition for the 2017 HSFS.

図 3-2　CDC による米国新スクの早期介入までの 2017 年のまとめ

過，CI センターへの紹介など多岐にわたる。

　日本ではオーディオロジストの役割を言語聴覚士が担っているが，日本の言語聴覚士は聴覚のみならず，失語症，嚥下訓練などにも携わっている一方，米国では聴覚のみを専門に大学や大学院博士課程を修了した多数のオーディオロジストが乳幼児難聴に関わっている。加えて日本では小児難聴に関わる言語聴覚士は少ない。今後の人材育成が望まれる。耳鼻咽喉科医は最終的に保護者の意向を確認の上，手術適応を医学的に判断することとなる。基本的に難聴の診断，評価に携わることなく，手術に特化している。

　このような体制の中で，2017年のEHDIの全国集計（**図3-2**）を見てみると[12]，米国での出生数3,807,653人のうち，98.3％が新スクを受けており，Refer率は比較的高く1.7％となっている。Refer後，引き続き精査を受けた人数はrefer総数の65.2％と低い数字であった。その受診者の84.1％が難聴なしと診断され，最終的に，3カ月以内に診断確定したものが受診者の75.4％であり，難聴と診断された児は受診者の15.9％であった。Referのうち，34.8％が精査未受検である。そのうち，準備中（1.9％），乳児死亡・保護者拒否（3.9％），住所不定（2.8％）であり，結局24.6％が精査未受検となっている。

　このように新スクが進んでいるといわれる米国においても，出産した病院で公費で行われる新スクの実施率は高いが，refer後の再検査のための受診は65％に留まり，せっかくの新スクの高い受検率が活かされていない。

　難聴が確定した6537人のうち，90.8％が早期介入プログラムに紹介されている。そして，実際，早期介入のプログラムに登録された児は4254人（65.1％）であった。そのうち，6カ月以内に介入できた児はその66.7％となっている。一方，早期介入プログラムを薦めたにもかかわらず，受診しなかった子どもは2258人（34.5％）あり，死亡，拒否，連絡不能などを除くと，18.4％が脱落となっている。

　結局，新スクは98.3％と高率に実施されているにもかかわらず，精査未受検がrefer児の34.8％と大きな数字となっている。さらに早期介入が必要と紹介した時点での脱落者が難聴確定者のうちの18.4％となっている。最終的に新スク後，早期介入が必要であろう子どもの42.4％しか補足されていないことになり，過半数の介入すべき児が見過ごされている可能性がある。このように，制度をつくり専門家を配置しても，保護者の意識次第で新スクの

California Newborn Hearing Screening Program
Calendar Year 2013 Data

Jennifer Kent
Director

カリフォルニア州　2013　新生児聴覚スクリーニング

日本2018（**日耳鼻資料**）

カリフォルニア州		日本2018	
Number of live births 出生数	495,571	出生数	918,400
Number (%) of infants screened	479,412 (97% of births)	受検者数	不明
Number (%) referred for diagnostic evaluation after outpatient screen　Refer数	2810 (0.6% of those screened)	Refer数	不明
Number (%) who completed diagnostic evaluation 精検者数	1883 (67% of those needing dx eval)	精検者数	4613
Number (%) identified with hearing loss 難聴児数	909 (0.2% of those screened) 48.3%	難聴児数	2652（57.5%）
Number (%) identified with hearing loss by 3 months of age 3ヶ月までの難聴確定	602 (66% of those with hearing loss)	3ヶ月までの難聴確定	不明
Number (%) known by NHSP to be enrolled in early intervention　Newborn Hearing Screening Program	755 (83% of those with hearing loss)	新スク・プロ登録	（一）
Number (%) known by NHSP to be enrolled in early intervention by 6 months of age　6か月以内の早期介入　Early Intervention	570 (75% of those in enrolled in EI)	早期介入開始	1267
Number (%) of infants lost to follow-up between final screen and diagnostic evaluation (as reported to CDC)　Refer後不明	458 (16% of those needing dx eval)	Refer後不明	不明
Number (%) of infants lost to follow-up between audiologic diagnosis and entry into early intervention　難聴診断後不明	17 (2% of those with hearing loss)	難聴診断後不明	不明

図3-3　米国カリフォルニア州の2013年新スクプログラムの結果と日耳鼻データの対比

意義が低下する。参考までにカリフォルニア州の新スクと早期介入のデータを日本耳鼻咽喉科学会のデータと対比して**図 3-3** に示した[13]。カルフォルニア州においても CDC の全米データと同様に refer 児の 67% しか精査を受けていないことがわかる。日本の集計では refer 総数が不明なので精査受検率は不明である。

　我が国ではいまだこのような数字を把握，集計できる体制になっていない。近年，新スクの公費助成を行う自治体が増え，新スクの結果の把握が容易になりつつあるが，新スクが任意の検査という位置づけである限り，精密聴力検査結果の把握も容易ではない。

　日本には新スクに関する法律はないが，3 歳児，就学時の健康診査が定められている。新スクが一般化しつつある中で CMV に代表される遅発性，あるいは進行性難聴に対する対応も未整備である。米国では新生児の出産の状況，合併症，先天性疾患などから将来の難聴発症のリスクの評価を行い，ハイリスクでは 2 歳頃まで数カ月ごとに聴力を評価し，リスクのない子どもであっても成人まで毎年聴力の評価を受ける体制が整備されている。

　早期の CI 手術後には早期に子どもとその保護者に対して強力な介入プログラムが必要である。特に脳の発達，言語の発達の見地から 0〜2 歳での介入，療育が重要となる。

　今後，CI 手術の低年齢化とともに 0〜2 歳の CI 装用児への受け皿整備は喫緊の課題である。厚生労働省，文部科学省の協働から医療，福祉，教育の一体となった体制作りが必要である。

参考文献

1) Joint Committee on Infant Hearing. Year 2019 Position Statement：Principles and Guidelines for Early Hearing Detection and Intervention Programs. JEHDI. 2019；4：1-44.

2) Yoshinaga-Itano C, et al. Language of early- and later-identified children with Hearing loss. Pediatrics. 1998；102：1161-1171.

3) Johnson B, et al. Measurement of tone response by the human fetus. Acta Otolaryngol. 1964；57：188-192.

4) Sininger, YS, et al. The case for early identification of Hearing loss in children. Auditory system development, experimental auditory deprivation, and development of speech perception and Hearing. Pediatr Clin North Am. 1999；46：1-14.

5) Huttenlocher PR. The Effects of Environment on the Development of the Cerebral Cortex. Neural Plasticity. pp.57, Harvard University Press, 2002.

6) Schorr EA, et al. Auditory-visual fusion in speech perception in children with cochlear implants. Proc Natl Acad Sci. USA. 2005；102：18748-18750.

7) Sharma A, et al. Deprivation-induced cortical reorganization in children with cochlear implants. Int J Audiol. 2007；46：494-499.

8) Holman MA, Carlson ML, Driscoll CL, et al. Cochlear implantation in children 12 months of age and younger. Otol Neurotol. 2013；34：251-258.

9) Colletti L, et al. Cochlear implants in children younger than 6 months. Otolaryngol Head Neck Surg. 2012；147：139-146.

10) Leigh J, et al. Communication development in children who receive a cochlear implant by 12 months of age. Otol Neurotol. 2013；34：443-450.

11) Dettman SJ, et al. Long-term Communication Outcomes for Children Receiving Cochlear Implants Younger Than 12 Months：A Multicenter Study. Otol Neurotol. 2016；37：e82-95.

12）2017 Annual Data Early Hearing Detection and Intervention（EHDI）Program Summary.
https://www.cdc.gov/ncbddd/Hearingloss/ehdi-data2017.html

13）Department of Health Care Service. Publications for the California Newborn Hearing Screening Program
（NHSP）.
https://www.dhcs.ca.gov/services/nhsp/Pages/Pubs.aspx#Data

Ⅱ. 難聴診断後の療育

解説 Ⅱ-1 補聴器装用の開始時期と種類

背景

　米国の Early Hearing Detection and Intervention（EHDI）プログラムでは，先天性両側難聴の乳幼児に対して，生後 1 カ月以内に新生児聴覚スクリーニング検査，3 カ月以内に難聴診断，6 カ月以内に適切な早期介入を実施する「1-3-6 ゴール」の提言がなされ[1]，現在，この指針は多くの国で推奨されている。先行報告では[2]，6 カ月以内に補聴器（HA）装用と介入を受けた難聴児グループと 6 カ月以降に診断された難聴児グループを比較しており，前者は難聴の程度，コミュニケーション方法（聴覚主体 vs 手話併用），重複障害の有無などの諸条件にかかわらず，良好な言語発達を示した。一方で，後者は診断年齢の遅れの程度にかかわらず，言語発達成績が一様に低かった。このことから，早期難聴診断後，生後 6 カ月までに適切な HA を装用の上，コミュニケーションの発達促進を図ることが重要であると考えられている。

　HA 装用開始月齢について，2019 年版の EHDI プログラムは「1-3-6 ゴール」を主体として推奨しながらも，新たに「1-2-3 ゴール」への前倒しについても言及しており，診断後速やかに，生後 3 カ月から遅くとも生後 6 カ月までに介入を開始するよう推奨している[1]。この介入プログラムは Family-Centered Principle（家族中心の原則）をベースとし，それぞれの家族の価値観・文化が尊重される。

解説

1. 補聴器の装用開始時期

　早期診断後に速やかに介入を受けた難聴児は，後で特定された難聴児よりも長期的にも優れた言語的成果（語彙の発達[2]，言語理解[3-6]，言語表出[6,7]，構文[6]，構音[8,9]）を示すというエビデンスは増えている[10-12]。EHDI プログラムでは，両側難聴診断後は速やかに（生後 3 カ月から遅くとも 6 カ月までの間には）HA 装用を開始することを推奨している[1]。また早期の乳幼児期においては完全な聴力確定は困難であるが，それを理由に HA 装用を遅らせるべきではないとしている。American Academy of Audiology（AAA）の GL では，低周波（500 Hz など）および高周波（2000 Hz など）で少なくとも 2 つの周波数についての閾値の推定値を取得できれば HA の選択・調整のプロセスが開始できるとしている[13]。これらのことから，まず他覚的検査を主とした最低限の聴力アセスメントに基づいて HA

装用を開始した上で，その後も繰り返し行動評価・自覚的検査による閾値測定を行いながら，正確な聴力の把握とHA調整を並行して実施することが推奨される。効率よく左右耳別に周波数別の気導閾値，骨導閾値の測定を行う必要がある。

2. 補聴器のタイプの選択

　AAAGLでは，HAを装用させるほとんどの乳幼児に対して，耳かけ型HAの両耳装用を推奨している[13-15]。耳かけ型を推奨する理由として，聴力レベル・聴型に応じた音声聴取に必要十分な増幅特性の設定，各種のデジタル信号処理機能，電池の誤飲を防ぐチャイルドロック機能など，乳幼児がHAを適切かつ安全に使用するために必要な条件を多く備えていることが挙げられる。またヒアリングループ，ワイヤレス補聴援助システムなど，その後の教育・療育に必要なオプション機能を備える機種も多い。年齢に適した色やステッカー，またはアクセサリーを楽しめることも挙げられる。耳からの脱落・紛失を防ぐためには，リテイナーなどを使用する。

　耳かけ型HAをよい装着感で，ハウリングなく，外耳道からの音の漏出をなくすためには，適正なイヤモールドが必要となる。よい装着感とHAの増幅効果を保ち続けるためには，特に乳幼児期は外耳道の成長に応じて，より頻回にイヤモールドを作り直す必要がある。なおHAのタイプ・形状について，両側外耳道閉鎖症の場合には骨導HAを使用する。また，耳かけ型HAを耳介に保持しにくい，頭位が安定しない，ハウリング制御困難などの装用上の何らかのトラブルが生じる場合は，ベビー型やポケット型などが検討される。耳あな型HAは，シェルの形状が外耳道の成長に合わないため推奨されない。

3. 補聴器のフィッティングと装用手順

　乳幼児期のHAのフィッティングは，他覚的検査に加えて行動評価・自覚的検査を繰り返し実施し，検査結果間のクロスチェックの上で聴力レベル・聴型を推定しながら，継続的に行っていく[13,14]。生後半年以降の行動評価・自覚的検査として条件詮索反応聴力検査（Conditioned Orientation Response Audiometry：COR）および，その改良法であるVisual Reinforcement Audiometry（VRA）は有用であり，特に左右耳別の気導閾値測定のためには挿入型イヤホンを使用したVRAが推奨される。COR，VRAの条件付けは月齢5〜6カ月以降に形成されはじめ，その後も月齢15カ月までは正反応を得られやすいことから，乳幼児期では，特に生後半年以降において1〜2カ月ごとに重点的に実施することが望ましい[15]。骨導VRAは両側骨導閾値を推定する検査法で，条件付けが形成されれば実施可能となる[15]。HAの特性処方は，推定聴力に対して音声可聴性が確保されるように設定する。また装用閾値などの増幅効果も検証する。さらにHA装用下での養育者とのコミュニケーション促進を図りながら，日常のきこえの発達状況も注意深くフォローしていく。乳幼児はHAの故障や不調を訴えないため，日常点検も重要である。

　HAの選択・調整において，乳幼児の耳に望ましい増幅特性を与えるためには，Desired Sensation Level（DSL）法またはNational Acoustic Laboratories（NAL）法といった処方式を使用することができる[17,18]。DSLはNALで開発された2番目のノンリニア法（NAL-

NL2）に比べて全体的にやや大きめの利得を規定しており，子どもの HA ではより一般的に使用されている[19]。中等度から高度の感音難聴児に対して，DSL 処方式を使用した HA 調整で，子音の 80〜95％を識別する語音聴取能が実証されている[20]。

　言語発達面については，DSL と NAL とどちらの処方式でも，3 歳時点で同様の言語，発話能力，および聴覚活用スキルを獲得することが報告されている[21]。

　乳幼児への音響カプラを使用した HA 特性処方においては，小さい外耳による鼓膜面上の音響特性を考慮する必要がある。低年齢児ほど外耳道容積は小さく，HA とイヤモールドからの出力音圧レベル（SPL）は鼓膜面で増大する。AAA の GL では，この鼓膜面での増大に応じた特性処方手順として，実耳—カプラ差（Real-Ear-to-Coupler Difference：RECD）の算入を推奨している。RECD は周波数が高くなるほど増加し，1 歳未満では 750〜4000 Hz の範囲で＋10〜20 dB に達する（2 cc カプラの場合）[22,23]。

　なお，RECD は HA 装着時のみでなく，挿入型イヤホン装着時においても同値で影響する。この原理を利用した特性処方手順・適合評価法として，HA 適合検査の指針（2010）の「挿入型イヤホンを用いた音圧レベル（SPL）での聴覚閾値・不快レベルの測定」があり，乳幼児においても推定聴力に基づいて不快レベルの予想値を想定すれば応用できる[24,25]。

　AAA の GL では，HA 調整の基本的な考え方を下記のように示している[13]。

1．不必要な音の歪みを避ける。
2．HA の周波数特性は，聴力型に合わせた曲線とする。
3．利得の設定は，大きい入力レベル時に不快感を避け，かつ小さい入力レベル時の可聴性が十分に確保されるように，適切な圧縮比でノンリニア増幅の設定を行う。
4．最大出力音圧レベルの設定は，音の歪みを最小限に抑えながらも，大きな音への曝露を回避できるように，適切に出力制限を行う。

　具体的な HA のデジタル信号処理機能に関して，現時点では以下を推奨事項とする。

・周波数変換：高音部に重度難聴がある場合に，高周波数音をより低い周波数音に変換することによって，高音部の可聴性を高めることができる。この処理機能は，高周波数子音部の聴取改善につながる可能性がある一方，音響的歪みももたらすため，まず従来の方法によって高音部の可聴性向上を試み，これが不可能と確認されるまでは使用を推奨しない。

・ハウリング抑制：適正なイヤモールドを適宜作り直していくことが前提である。特に乳幼児は外耳の成長が早いため，イヤモールドが耳に合わなくなりやすくハウリングも生じやすい。ハウリング抑制機能の利用により，ハウリング音の発生を抑えることはできる。ただし，機種によっては高音部の利得が減少してしまうことがあり，ハウリング抑制機能が作動した状態での出力音圧レベルを確認しておく必要がある。

・指向性マイクロフォン：話し手の音声以外の方向（背後・側面）からの雑音が抑制され，聴取上のメリットが得られる一方で，他方向からの発話に対しては不利になり，難聴児の偶発的な聴覚学習が制限されてしまう場合がある。常時，指向性 on の設定での使用は推奨されない。

・雑音抑制：雑音抑制機能が，音声聴取に悪影響を与えるとは予想されていない。一方で，機種や設定の強さによっては出力音圧レベルが変化することがあり，音声聴取に悪影響を及ぼす可能性があることを理解した上で，設定の強さを決める必要がある。

・補聴援助システム：園・施設や学校などの集団による教育・療育の場，例えば教室内，騒がしい食堂，反響のあるホール・講堂，野外の広い場所などにおいては，HA のみでは聴取困難となる。このような環境においては，話者からの距離，S/N 比（信号対雑音比），反響音の問題を改善するために，補聴援助システムの使用が推奨される。教師がワイヤレスマイクロホンを装着し，教師の口元の音を集音して 2.4 GHz 帯のデジタル方式の電波で HA へ送信する方法は，代表的な補聴援助システムの一つである。家庭や車内でも使用でき，テレビやスマートフォン等の端末に接続可能なシステムもある。

以上のことから，難聴診断後速やかに，適切な HA の装用が推奨される。

参考文献

1) Joint Committee on Infant Hearing. Year 2019 Position Statement：Principles and Guidelines for Early Hearing Detection and Intervention Programs. JEHDI. 2019；4：1-44.

2) Mayne AM, et al. Expressive vocabulary development of infants and toddlers who are deaf or hard of Hearing. Volta Rev. 1998；100：1-28.

3) Kennedy CR, et al. Language ability after early detection of permanent childhood Hearing impairment. N Engl J Med. 2006；354：2131-2141.

4) Vohr B, et al. Language outcomes and service provision of preschool children with congenital Hearing loss. Early Hum Dev. 2012；88：493-498.

5) Watkin P, et al. Language ability in children with permanent Hearing impairment：the influence of early management and family participation. Pediatrics. 2007；120：e694-e701.

6) Yoshinaga-Itano C, et al. Describing the trajectory of language development in the presence of severe-to-profound Hearing loss：a closer look at children with cochlear implants versus Hearing aids. Otol Neurotol. 2010；31：1268-1274.

7) Pipp-Siegel S, et al. Mastery motivation and expressive language in young children with Hearing loss. J Deaf Stud Deaf Educ. 2003；8：133-145.

8) Ambrose SE, et al. Speech sound production in 2-year-olds who are hard of Hearing. Am J Speech Lang Pathol. 2014；23：91-104.

9) Yoshinaga-Itano C, et al. The Colorado Newborn Hearing Screening Project：effects on speech and language development for children with Hearing loss. J Perinatol. 2000；20：S132-S137.

10) Tomblin JB, et al. Language Outcomes in Young Children with Mild to Severe Hearing Loss. Ear Hear. 2015；36 Suppl 1：76S-91S.

11) Tomblin JB, et al. The influence of Hearing aids on the speech and language development of children with Hearing loss. JAMA Otolaryngol Head Neck Surg. 2014；140：403-409.

12) Sininger YS, et al. Auditory development in early amplified children：factors influencing auditory-based communication outcomes in children with Hearing loss. Ear Hear. 2010；31：166-185.

13) American Academy of Audiology：Clinical Practice Guidelines Pediatric Amplification. 2013. http://galster.net/wp-content/uploads/2013/07/AAA-2013-Pediatric-Amp-Guidelines.pdf

14) Bess FH；The Pediatric Working Group. Amplification for infants and children with hearing loss. Am J Audiol. 1996；5：53-68.

15) American Academy of Audiology. Clinical Guidance Document；Assessment of Hearing in Infants and Young Children. 2020.

16) Tharpe AM, et al. Comprehensive Handbook of Pediatric Audiology（2nd Ed）. Plural Publishing, 2015.

17) Dillon H. Hearing Aids（2nd Ed）. Thieme Publishers, 2012（邦訳：補聴器ハンドブック原著第2版．中川雅文監訳．医歯薬出版，2017．）

18) Madell JR, et al. Pediatric Audiology：Diagnosis, Technology, and Management, 3rd Edition. Thieme Medical Publishers, 2019.

19) Crukley J, et al. Children's speech recognition and loudness perception with the Desired Sensation Level v5 Quiet and Noise prescriptions. Am J Audiol. 2012；21：149-162.

20) McCreery RW, et al. Characteristics of Hearing aid fittings in infants and young children. Ear Hear. 2013；34：701-710.

21) Bagatto MP. The Essentials of Fitting Hearing Aids to Babies. Semin Hear. 2013；34：19-26.

22) Strategies for Selecting and Verifying Hearing Aid Fittings（2nd Ed）. Valent M（ed.）, Thieme Medical Publishers, 2002.

23) 真鍋敏毅，他；日本聴覚医学会聴覚・言語委員会．補聴器適合検査の指針（2010）について．Audiology Jpn. 2010；53：708-726.

24) Kodera K, et al. Guidelines for the evaluation of Hearing aid fitting（2010）. Auris Nasus Larynx. 2016；43：217-228.

第3章

解説 II-2 Auditory neuropathy の療育での注意点 （人工内耳手術適応も含めて）

背景

　　Auditory neuropathy（AN）は 1996 年 Kaga ら[1] が成人例として，Starr ら[2] は小児例と成人例として報告したのが始まりである。その際 Kaga は Auditory nerve disease という名称で報告している。その特徴は純音聴力検査が軽中等度感音難聴，語音明瞭度検査は最高語音明瞭度が 50% 以下，ABR は無反応，耳音響放射は正常を示す。それとは別に 2008 年新生児聴覚スクリーニングの国際会議で米国のコロラド小児病院グループにより ABR 無反応，DPOAE 正常の先天性難聴を auditory neuropathy spectrum disorder（ANSD）と命名し，GL が提案された[3]。

　　思春期以降に発症する AN と先天性に発症する ANSD は病態，臨床経過が異なり[1,4]，そのため人工内耳（CI）の適応や療育方法も異なってくる。

解説

小児例の AN（ANSD）

　　ANSD 児には様々な合併症を伴うことがあり，例えば Charcot-Maire-Tooth 病，Friedreich 病，新生児ビリルビン血症，ウイルス性脳炎などが報告されている[2,5,6]。ANSD は様々な症状を伴うので，注意深い診断，療育，治療の選択が必要となる。ANSD は，以下の 3 つのタイプに分類されている[7]。

タイプ 1

　　初めは ABR 無反応，DPOAE 反応（＋）であるが，その後 ABR が正常化してくる。低出生体重児などが多くみられ，聴力正常のため補聴器（HA）や CI などの適応はなく，療育も基本必要ない。

タイプ 2

　　初めは ABR 無反応，DPOAE 反応（＋）であるが，その後 DPOAE も無反応になる。このタイプは進行して重度難聴になり，HA の効果も低く，CI の適応となることが多い。ANSD の中でこのタイプ 2 が最も頻度が高く，OTOF 遺伝子変異の出現率も多い。OTOF 遺伝子がコードする Otoferlin 蛋白は内有毛細胞に発現するため，外有毛細胞はほぼ正常に保たれる。定期的に聴力検査，ABR，DPOAE を実施し，タイプ 2 が疑われる場合は早期に療育の介入を開始し，CI の手術時期を逃さないように注意する必要がある。その際，遺伝子診断も有用な場合がある[4]。ANSD 児の方が非 ANSD 児に比べ CI 手術時年齢は遅い結果が報告されている[8]。CI 術後の言語発達も ANSD 児の方が遅い傾向があり[9]，注意深い療育が必要である[10]。

タイプ 3

初めは ABR 無反応，DPOAE 反応（＋）であるが，変化せず持続する。聴覚言語発達が遅れる場合と成長とともに良好な聴覚言語発達を示す場合がある。注意深い療育と，医療機関と療育機関の連携が要求される。

ANSD 児に対する CI の効果に関しては，術前に比べて語音聴取成績の改善が報告[11]されており，CI が適応になる場合があることは広く認められている。しかし，一般的な高度難聴児に対する CI の成績と比較すると有意差がなかったとする報告[12-14]と ANSD の方が成績にばらつきが見られ，成績は悪いとする報告[8]がある。ANSD でも一般的に CI 手術は年齢が早い方が有効性が高い[15,16]。ANSD 児は，様々な症候群の合併や蝸牛神経異常や蝸牛形成不全などを伴う場合がある[6]ので，適応は慎重に判断する必要がある。

付記　成人例の AN

思春期以降に AN が発症する症例は，音はわかるが言葉の聞き取りが悪いことで受診することが多い。初めは語音明瞭度が良くても徐々に悪化していき，最高語音明瞭度が 50% 以下となる。加我らが指摘している特徴[4]は，1 対 1 の会話は成立するが，複数の会話や電話，テレビのような機器を介した音声の聞き取りは困難となる。聴力レベルに比べて社会生活におけるコミュニケーションは著しい障害を伴う。また，加我らは，HA はほとんど効果がないので，言葉の聞き取りが 1 対 1 でも困難となれば CI の適応になると述べている[4]。成人発症の AN 症例は少ないといわれているが，実際に存在するので見逃さないように注意する必要がある。

今後の課題とまとめ

1979 年 Baloh ら[17]が vestibular neuropathy（VN）という概念を発表し，加我らは AN のみ，AN と VN 合併例，VN のみの 3 つの分類や両側性と片側性に分ける分類を提案している[18]。ANSD 児の 42.9% に前庭機能障害を認め，未熟児や黄疸，脳性麻痺などを有する児に多く見られたとの報告[19]がある。今後これらの分類ごとに病態に準じた HA や CI の治療法の適応，聴覚や平衡機能も含めた療育方法についてまとめていく必要があるだろう。

AN は成人例と小児例があり，特に先天性に見られるものを ANSD とし，症状や経過は様々のため HA や CI の適応は慎重に判断すべきである。CI が有効な症例はあるので，注意深い療育体制の構築が重要である。

参考文献

1) Kaga K, et al. Auditory nerve disease of both ears revealed by auditory brainstem responses, electrocochleography and otoacoustic emissions. Scand Audiol. 1996；26：233-238.

2) Starr A, et al. Auditory neuropathy. Brain. 1996；119（Pt. 3），741-753.

3) Hayes D, et al. Guidelines for Identification and Management of Infants and Young Children with Auditory. Neuropathy Spectrum Disorder. Guidelines Development Conference at NHS 2008, Como, Italy.

4) 加我君孝，他．Auditory neuropathy と auditory neuropathy spectrum disorders ―聴覚障害の病態生理

と難聴遺伝子変異. 2017；89：530-542.

5）加我君孝. AN と ANSD. JOHNS. 2015；31：1601-1606.

6）Harrison RV, et al. Auditory neuropathy spectrum disorder（ANSD）and cochlear implantation. Int J Pediatr Otorhinolaryngol. 2015；79：1980-1987.

7）Chisholm K, et al. Longitudinal outcomes of early implantation in children with auditory neuropathy spectrum disorder（ANSD）. Cochlear Implants Int. 2010；11 Suppl：169-175.

8）Fernanders NF, et al. Performance of Hearing skills in children with auditory neuropathy spectrum disorder using cochlear implant：a systematic review. Braz J Otorhinolaryngol. 2015；81：85-96.

9）Igarashi M, et al. Temporal bone findings in Friedreich's ataxia. ORL J Otorhinolaryngol Relat Spec. 1982；44：146-155.

10）Raiput K, et al. Findings from aetiological investingation of auditory neuropathy spectrum disorder in children referred to cochlear implant programs. Int J Pediatr Otorhinolaryngol. 2019；116：79-83.

11）Alzhrani F, et al. Auditory and speech performance in cochlear implanted ANSD children. Acta Otolaryngol. 2019；139：279-283.

12）Yawn RJ, et al. Auditory Neuropathy：Bridging the Gap Between Hearing Aids and Cochlear Implants. Otolaryngol Clin N Am. 2019；52：349-355.

13）Pham NS. The management of pediatric Hearing loss caused by auditory neuropathy spectrum disorder. Curr Opin Otolaryngol Head Neck Surg. 2017；25：396-399.

14）Humphriss R, et al. Does cochlear implantation improve speech recognition in children with auditory neuropathy spectrum disorder? A systematic review. Int J Audiol. 2013；52：442-454.

15）Daneshi A, et al. Cochlear implantation in children with auditory neuropathy spectrum disorder：A multicenterstudy on auditory prformance and speech production outcomes. Int J Pediatr Otorhinolaryngol. 2018；108：12-16.

16）Liu Y, et al. Effect of age at cochlear implantation on auditory and speech development of children with auditory neuropathy spectrum disorder. Auris Nasus Larynx. 2014；41：502-506.

17）Baloh RW, et al. Clinical neurophysiology of the vestibular system. F. A. Davis Company, Philadelphia, 1979.

18）Kaga K. Auditory nerve disease and auditory neuropathy spectrum disorders. Auris Nasus Larynx. 2016；43：10-20.

19）Nash R, et al. Vestibular function in children with auditory neuropathy spectrum disorder. Int J Pediatr Otorhinolaryngol. 2014；78：1269-1273.

解説 Ⅱ-3	**難聴児の療育のために発達検査は必要か，必要な発達検査は何か**

背景

　難聴児の約 40％が，何らかの重複障害を持っている[1]。重複する障害は，知的障害が 8.3％，視覚障害が 5.5％，注意欠陥・多動障害（ADHD）が 5.4％，学習障害が 8％，自閉症スペクトラム障害（ASD）が 7％とされており，認知機能に影響を与える障害が多い。認知機能は，難聴発症年齢や失聴期間，コミュニケーションモード等とともに人工内耳（CI）術後の音声言語理解・表出に影響を与え，CI 効果予測因子になるとの報告もある[2]。

解説

　発達検査の有用性を，1. CI 装用効果の予測，2. 重複障害の早期発見・早期支援の 2 つの観点から体系的に解説する。また実際の日本の臨床現場で実施可能な発達検査について記載する。

1. 発達検査は CI 装用効果の予測に役立つ

　術前の発達検査結果と CI 装用効果の関連性について，複数のケースシリーズが報告されている。その多くは，術前の発達検査結果から発達正常群と発達遅滞群に分類し，術後の聴覚発達の程度を比較した研究である。Yang らは，CI 手術前に，心理士などが聴取する発達検査で適応年齢が低年齢から順にベイリー乳幼児発達検査，WPPSI-R，または Leiter-R 発達検査の 3 種類の発達検査を行い，その結果から正常群と発達遅滞群に分け，発達遅滞群は術後の Categories of auditory performance（CAP）スコアの伸びが，正常群に比べ緩徐であったと報告している[3]。また発達遅滞の程度と CI 術後成績の関係についての報告もあり，Youm らは CI 術前のベイリー乳幼児発達検査結果から，軽度発達遅滞児は中等度発達遅滞児に比べて CAP スコアが良好であったこと[4]，Trimble らは，術前 Battelle Developmental Inventory Screening Test の結果から発達遅滞の程度を 3 段階に分け，発達遅滞が軽いほど音声言語認識が優れていたことを示している[5]。発達検査での評価項目としては認知機能に注目した報告が多い。Wiley らは，3 歳未満で CI 手術を行った難聴児の術前のゼル発達検査（対象年齢は 4 週間から 36 カ月，自然場面と検査場面の適応，運動，言語，個人―社会の 4 つの領域の行動を保護者への問診と対象児への観察を実施することによって評価）結果を分析し，認知機能領域の発達指数 80 未満の子どもは，同領域発達指数 80 以上の子どもと比較し聴覚活用の進歩率が半分程度であったことを示している。さらに，統計学的解析から，重複障害があっても，認知機能領域の発達指数 80 以上と未満では，予後予測因子であったと報告している[6]。我が国でも Hiraumi らが，CI 術前に新版 K 式発達検査（K 式）を行い，認知機能領域の発達指数と術後の音声聴取スコアとに中等度の相関を認めている[7]。

　いずれの報告もケースシリーズであること，用いられている発達検査やCI術後の音声言語評価が報告によって異なることなどからエビデンスレベルは高くないが，発達遅滞がCI術後の音声言語理解・表出に影響を与える可能性は高いと考えられる。そのため，術前の発達検査で発達指数が低い場合には，保護者，療育者，医療者の間でCI装用効果が限定的，もしくは効果の発現が緩徐である可能性をあらかじめ共有しておくことが重要である。なお，効果が限定的だとしても発達の遅れはCI手術の適応を否定するものではなく，本GLのCQ Ⅲ-2「精神運動発達障害（自閉症スペクトラムを含む）合併例に人工内耳は有効か」（p.38）に記載されているように，重複障害を伴う高度・重度難聴児が音声言語や環境音の理解を獲得する方法としてCIが推奨される。

2.　発達検査から重複障害を早期発見・早期支援できる可能性がある

　難聴児の療育を行う上で，認められる発達の遅れが難聴に起因するのか，発達に影響を与える他の障害が合併しているのか，判断が難しいことが少なくない。難聴児の全体的な発達・発育を観察し，発達障害の重複の有無を判断する上で発達検査は有用である。

　表3-1（pp.92〜97）に日本で実施可能な発達・心理検査の主な種類と用途を示した[8,9]。質問紙で主に療育者に記入して回答してもらう発達検査は，保護者と療育者が一緒に回答を行うことにより，その子の発達に関して理解と見解を共有するのに役立つ。乳幼児精神発達診断法は，特定の疾患を診断するための質問紙ではなく，発達の遅れの有無やその程度，「運動」，「探索」，「社会」，「生活習慣」，「言語」の5つの領域のバランスから発達の偏りの有無を予想する。子どもに直接実施する検査ではないため，保護者の主観や期待が反映されることをふまえながら行う必要はあるが，不安の強い保護者や相談初期，年齢が低い子どもなど，保護者や子どもに検査への抵抗がある段階でも，発達について保護者と問題意識を共有する目的で使用することができる。子どもに直接施行する検査は，言語能力の影響を受ける言語式と言語的な能力に影響されない非言語式に大別されるが，Udholmらはベイリー乳幼児発達検査やSON-Rテストのような非言語式の方が，CI手術前，特に発達障害を合併する場合には適していると述べている[10]。日本では，発達の遅れが疑われる児に直接施行する検査として，K式のほかに田中ビネーV，ウェクスラー式検査（WPPSI-Ⅲ，WISC-Ⅳ）などがある。K式は発達検査で，田中ビネーV，ウェクスラー式検査は知能検査であり，発達検査では発達指数が，知能検査では知能指数が算出される。姿勢・運動面や情緒・社会面および言語面などが発達的に未分化な乳幼児に対しては，子どもの状態や興味，理解に合わせて検査を実施できるK式が適当であると考えられる。また，Vineland-Ⅱは世界的に最も使用される標準化適応行動尺度である。適応行動とは「個人的，また社会的充足に必要な日常活動の能力」と定義され[11]，知的水準とは別に適応行動のアセスメントを行うことで，個別の支援ニーズの把握に役立つ。なお，いずれの発達検査でも難聴児の場合「言語」の遅れが指摘されやすいが，LittlEARSのような聴性行動発達検査や，言語発達検査を併用することにより，「言語」の「伸び」については別途定期的に確認する必要がある。

　発達障害のなかでもASDやADHDは難聴児における合併頻度が高いが，近年早期診断・

早期支援が推奨されている。ASD に対する支援を 3 歳未満で始めた児は 5 歳以降で始めた児よりも発達指数，適応機能，言語力が良好との報告があり[12]，米国の American Academy of Pediatrics（AAP）および英国の National Institute for Health and Care Excellence（NICE）の GL では，難聴児に限らずすべての子どもに ASD のスクリーニングを行うことを推奨している[13,14]。ADHD についても，2011 年に AAP の GL の診断・治療対象となる年齢が 6〜18 歳から 4〜18 歳に引き下げられ，早期診断・早期支援が求められている。ASD および ADHD の診断にはそれぞれ保護者や療育者が行うチェックリストが用いられている。乳幼児期自閉症チェックリスト修正版（Modified Checklist for Autism in Toddlers：M-CHAT）は，社会的発達に関する 16 項目，ASD 児にみられることのある独特の知覚反応や常同行動に関する 4 項目，言語理解に関する 1 項目と，2 つのダミー項目の 23 項目で構成され，該当の有無を親が回答する質問紙で，1 歳 6 カ月児検診に日本語版 M-CHAT の導入を行っている市町村もある[16]。「耳の聞こえの心配」と「言語理解」に関する項目があり，難聴児では点数が低くなるため，注意が必要である。ADHD-RS は Diagnostic and Statistical Manual of Mental Disorders（DSM）-Ⅳ の診断基準を基に，不注意と多動性・衝動性の領域の 18 項目を交互に編成し，「ないもしくはほとんどない」「ときどきある」「しばしばある」「非常にしばしばある」の 4 段階から，過去 6 カ月における子どもの様子を最もよく表していると思われる評価を選択する，というものである。これも，難聴児の場合，指示が十分に届かないため不注意または多動性・衝動性の行動となっている場合があり判断には注意が必要である。

　以上より，CI 装用の効果を予測するため，合併する重複障害を早期発見・支援するため，そしてそれらの情報を保護者と療育者，医療者が共有するために，発達検査が推奨される。検査は子どもの利益のために実施されるものであり，保護者への結果説明では平易な言葉や例を用いて理解を確認しながら行うこと，また保護者から同意を得て検査結果を他機関と共有して支援の検討に活用することが求められる。

第3章

表 3-1　日本で実施されている乳幼児期の子どもを対象とした発達・心理検査

種別	検査名	所要時間(分)	年齢	実施方法と内容	発達・知能指数	発達・認知等の領域による偏り	言語社会性	手先・視知覚	社会性	生活	注意・集中	情緒	運動
発達検査	乳幼児発達スケール (KIDS)	15	0歳1カ月～6歳11カ月	質問紙による検査。専門家もしくは養育者による評定。精神発達の過程を「運動」「操作」「理解言語」「表出言語」「概念」「対成人社会性」「対子ども社会性」「しつけ」「食事」の9つの領域で検査する。結果をプロフィールに表して、発達状況を把握できる。	○		○	○	○	○			○
	乳幼児精神発達診断法 0歳～3歳 (津守・稲毛式)	20	0～3歳	質問紙による検査。年齢に応じて3種類がある。項目に従い、専門家が養育者に聞き取りを行って結果をまとめる。精神発達の過程を「運動」「探索・操作」「社会」「生活習慣・食事・排泄」「言語・理解」の5つの領域で検査する。結果を発達輪郭表に表して、発達状況を把握できる。	○		○	○	○	○			○
	乳幼児精神発達診断法		3～7歳	発達年齢への換算は、0～3歳用のみ。どの年齢段階も発達指数は算出しない。			○	○	○	○			○
	新版 S-M 社会生活能力検査	15	1～13歳	質問紙による検査。項目に従い、養育者あるいは日頃かかわっている支援者が評定。知能検査では測定できないような社会生活能力を測定する。「身辺自立」「移動」「作業」「意志交換」「集団参加」「自己統制」の6領域で構成される。また、社会生活年齢・社会生活指数が算出できる。領域別の社会生活年齢がプロフィールで示される。		○			○	○			
	デンバー発達判定法 (DENVER II)	15	0～6歳	検査者が対象児に直接実施。発達の遅れを早期に発見するスクリーニングテスト。「個人・社会」「微細運動・適応」「言語」「粗大運動」の4領域から発達を評価する。		○	○						
	ベンダー・ゲスタルトテスト (BGT) 児童用	10	5～10歳	検査者が対象児に直接実施。児童は、9枚の図版カードに描かれた模様を模写する。知覚運動発達の成熟度について検査し、神経学的な損傷がないかどうかの示唆を与える。また、心理的な障害についても査定することが可能である。				○				○	
	遠城寺式乳幼児分析的発達検査	15	～4歳7カ月	検査者が対象児に直接実施。検査用具と所定の検査用紙が必要。運動、社会性、言語の3分野から質問項目を構成し「移動運動」「手の運動」「基本的習慣」「対人関係」「発語」「言語理解」の6つの領域で診断する。結果をプロフィールに表して、発達状況を把握する。	○	○	○	○	○	○			○

分類	検査名	所要時間（分）	適用年齢	内容
発達検査	フロスティッグ視知覚発達検査（DTVP）	30	4歳～7歳11カ月	検査者が対象児に直接実施。視知覚能力を検査。所定の検査用紙と検査用具（絵カード）、筆記用具が必要。「視覚と運動の協応」「図形と素地」「形の恒常性」「空間における位置」「空間関係」の5種類の知覚技能のアセスメントが行える。手引きの知覚年齢換算表から、各領域の「知覚年齢」を算出しさらに評価点を算出する。評価点の合計点について、手引きから「知覚指数」が読み取れる。
	Vineland-Ⅱ適応行動尺度	20～60	0歳0カ月～92歳11カ月	検査者が保護者に半構造式面接を行って評価。適応行動の発達水準を幅広く捉え、支援計画作成に役立つ検査。年齢群別の相対的評価を行うこととともに、個人内差を把握できる。適用範囲が広く福祉・教育・医療・研究といった幅広い分野で利用可能。4つの適応行動領域「コミュニケーション」「日常生活スキル」「社会性」「運動スキル」と不適応行動領域と下位領域から構成される。
	新版K式発達検査2001	30	～成人	検査者が対象児に直接実施。適応領域・社会領域「言語」の3領域で構成される。「姿勢・運動領域」「認知」の3領域で構成される。通過した項目の数により得点を算出し、発達年齢換算表を用いて全領域または各領域ごとの発達年齢が求められる。さらに、発達年齢と生活年齢を用いて、発達指数が求めることができる。
知能検査	田中ビネー知能検査V	60	2歳～成人	検査者が対象児に直接実施。所定の検査用具と検査用紙が必要。13歳11カ月までは、精神年齢と生活年齢の比によって知能指数（比率IQ）を算出する。1歳級以下の「発達チェック」項目も設けられている。最新版は2003年に出版されており、検査課題が現代の生活にあわせて作成されている。
	WPPSI-Ⅲ知能検査	40～70	2歳6カ月～7歳3カ月	検査者が対象児に直接実施。WPPSI-ⅢはWPPSI知能診断検査の改訂版で、適用範囲が2歳6カ月～7歳3カ月と4歳0カ月～7歳3カ月の2部構成。2歳6カ月～3歳11カ月では、4つの基本検査（PRI）を、5検査から「全検査IQ（FSIQ）」「言語理解指標（VCI）」「知覚推理指標（PRI）」を算出できる。4歳0カ月～7歳3カ月では、7つの基本検査の実施から FSIQ、VCI、PRI を、10検査の実施できる「処理速度指標（PSI）」とGLCを算出することができる。
	WISC-Ⅳ知能検査	70	5歳～16歳11カ月	検査者が対象児に直接実施。検査用具と所定の検査用紙と「ワーキングメモリ」「処理速度」によって子どもの認知特性を把握する。と4つの指標「言語理解」「知覚推理」知能を全検査IQ測定する。指標間の差や下位検査間の差から子どもの能力を測定する。
	KABC-Ⅱ心理・教育アセスメントバッテリー	60	2歳6カ月～18歳11カ月	検査者が対象児に直接実施。検査用具と所定の検査用紙および子どもの能力を認知尺度（継次尺度、同時尺度、計画尺度、学習尺度）および習得尺度（語彙尺度、読み尺度、書き尺度、算数尺度）から測定する。カウフマンモデルとCHCモデルという二つの理論モデルに基づいている。

分類	検査名	所要時間（分）	対象年齢	内容					
知能検査	DN-CAS 認知評価システム	40～60	5歳～17歳11カ月	検査者が対象児に直接実施。認知機能を、プランニング（P）、注意（A）、継次処理（S）、同時処理（S）という4つの側面から評価する。全検査得点、PASS標準得点が算出される。また、各尺度の得点の差から、能力の個人差や認知機能について評価できる。	○	○	○		
	グッドイナフ人物画知能検査（DAM）	10	3～10歳	検査者が対象児に直接実施。人の絵を書かせ、どの程度細かく描かれているかによって知能を測定する。言語障害がある児童にも適用しやすい。	○				
	ADOS-2 日本語版	40～60	12カ月～	専門家による半構造化観察・面接検査。発話のない乳幼児から、知的な遅れのない高機能のASD成人まで幅広く対応。5種類のモジュールから、対象者の表出性言語水準、生活年齢、興味・能力にあったものを1つ選択し、専用のプロトコル冊子に従って課題の実施や評定、結果の解釈を行う。言語と意思伝達、相互対人関係、遊び/想像力、常同行動と限定的興味、他の異常行動の5領域ごとに数値化。DSMの診断モデルに基づく判定と症状程度の目安を知ることができる。			○	○	
自閉症関連検査	太田ステージ評価（LDT-R）	5	乳児期～幼児期	検査者が対象児に直接実施。自閉症児の発達段階をみる評価法。自閉症を対象に開発されたが、他の発達障害にも十分に活用可能。子どものシンボル表象機能の発達段階を把握できる。子どもの行動の意味が理解できる。療育・教育の手立てや個別プログラムを立案できる。評価が簡便で利点が多い。Stage I、II、III-I、III-II、IVの5段階に分かれる。	○	○	○	○	
	乳幼児期自閉症チェックリスト修正版（M-CHAT）	10	2歳前後	親記入式の質問紙。第1段階スクリーニングでM-CHATに回答してもらい、基準値を超えた陽性ケースに対しては、第2段階スクリーニングとして、約1カ月後に電話面接で不通過項目を中心に発達状況を具体的に確認する。スクリーニングの基準には、全23項目中3項目以上不通過、または重要6項目（他児への関心、興味あるものの指さし、興味ある物を見せにくる、模倣、呼名反応、指さし追従）中2項目以上不通過という2つが採用されている。			○	○	
	広汎性発達障害日本自閉症協会評価尺度（PARS）	60	3歳～	広汎性発達障害（PDD）もしくはPDDが疑われる子どもの養育者に専門家が面接して行い、対象児の支援ニーズを評価する。評価項目は「対人」「コミュニケーション」「こだわり」「常同行動」「困難性」「過敏性」のPDDに特徴的な6領域で構成されている。なお、「困難性」の項目は、PDDに特有の適応困難性であり、不器用さやPDDに見られやすい併存症などを含んでいる。カットオフスコアが設けられており、PDDのスクリーニングにも役立つ。PARS短縮版を用いてより簡便な評価もできる。			○	○	

第3章

分類	検査名	項目数	対象	内容				
自閉症関連検査	日本語版 SCQ（Social Communication Questionnaire）	10	4歳～	親記入式の質問紙。「誕生から今まで」と「現在」の2種類あり前者は自閉症の有無についての診断のためのスクリーニング検査として使用できる。後者は治療・介入プログラムの立案に有用。40項目の質問に対し、はい・いいえの2択で答えた結果を検査者が合計得点を算出し、結果の解釈を行う。	○	○		
	AQ 日本語版自閉症スペクトラム指数（Autism-Spectrum Quotient）	10～15	6歳～成人	児童用（6～15歳）と成人用がある。自閉症傾向を測定する目的で開発され、高機能自閉症やアスペルガー障害を含む自閉症スペクトラム障害のスクリーニングにも使用できる。「社会的スキル」「注意の切り替え」「細部への関心」「コミュニケーション」「想像力」の5つの下位尺度を備えている。	○	○	○	
ADHD	Conners 3 日本語版	20	6～18歳（本人用は8～18歳）	子どもの ADHD とその関連症状を評価する質問紙。DSM-5 に対応。中核症状である不注意・多動性・衝動性および併存する可能性の高い問題や障害を綿密に評価する。保護者用。教師用。本人用がある。	○	○	○	
	ADHD-RS	10	5～18歳	9つの不注意症状（奇数番号項目）と9つの多動性・衝動性症状（偶数番号項目）の18項目で構成され、9項目のスコアのそれぞれの計が2つのサブスケールの素点となる。			○	○
言語検査	LCスケール 言語・コミュニケーション発達スケール	60	0～6歳	0～6歳の乳幼児の言語コミュニケーション発達を基盤にしてつくられた検査。語彙、文法、語操作、対人的なやりとり（コミュニケーション）などに関して精査し、LC年齢（言語コミュニケーション年齢）とLC指数（言語コミュニケーション指数）。下位領域である「言語表出」「言語理解」「コミュニケーション」のそれぞれにおけるLC年齢・LC指数を求めることができる。発達に遅れのある人の言語発達支援プログラムの立案に役立つ。			○	○
	ことばのテストえほん	20	0歳～小学1年生	幼稚園や小学校入学時に、話しことばの異常をもっている子どもを簡単に漏れなく拾いだすテストである。「ことばの理解力」「ささやき声でのことばの聞きわけ」「発音」「声・話し方・その他の表現能力」の項目にわかれ、各テストの誤答数により基準が設けてある。			○	○
	国リハ式＜S-S 法＞言語発達遅滞検査	60	0～6歳	言語発達障害の包括的な評価・訓練プログラムである。言語発達の評価には、「記号形式－指示内容関係」「コミュニケーション態度」「基礎的プロセス」の3側面がある。			○	○
	日本語マッカーサー乳幼児言語発達質問紙（JCDIs）	30	8カ月～36カ月	子どもの言語診断や障害児のスクリーニング発達の評価を行う。「語と身振り」版（8カ月～18カ月児用）については、指示理解、理解語彙、表出語彙、身振りの4領域。「語と文法」版（16～36カ月用）については助詞、助動詞に関する項目、文の複雑さ・最大文長という文の構造に関する項目である。			○	○

	項目数	対象年齢	内容	
質問-応答関係検査	10～30	2～6歳	臨床的な検査場面において子どもの会話能力を評価するために作成された。2歳台から就学前までの幼児（言語発達レベルが2～6歳の子ども）を対象としている。「日常の質問」「なぞなぞ」「仮定」「類概念」「理由」「説明」「系列絵」「物語の説明」「文章の聴理解」などの項目がある。	○
J.COSS 日本語理解テスト	20～45	3歳～	3歳以上のこどもから65歳以上の高齢者まで、様々な年齢層が対象で、口頭もしくは書記で呈示された語彙や文法項目をどれだけ理解できるかを評価。日本語独自の助詞関連項目や障害児者で困難が示される授受関係項目を含んだ20項目80問題から構成される。	○
絵画語い発達検査 (PVT-R)	20	3歳～12歳3カ月	1978年に初版、1991年にその修正版が出された。理解語彙の発達水準を測定する。理解語彙年齢（VA）、評価点（SS：個人の成績がどの年齢水準の平均値に匹敵するかを表す指標）が算出される。	○
ITPA言語学習能力診断検査（廃版）	60	3歳～9歳11カ月	検査者が対象児に直接実施。所定の検査用具と検査用紙が必要。言語性能力を評価する検査。3つの次元として「回路（聴覚-音声回路、視覚-運動回路）」「過程（受容過程、表現過程、連合過程）」「水準（表象水準、自動水準）」が設けられ、この結果を比較検討できる。結果は評価点によるプロフィールと言語学習年齢で表す。言語学習年齢（PLA）、言語学習指数（PLQ）、評価点（SS）が算出される。	○○
LCSA学齢版 言語・コミュニケーション発達スケール	60	小学1年生～小学4年生	学齢期の言語スキルを評価する検査。文や文章の聴覚的理解、語彙や定型句の知識、発話表現、柔軟性、リテラシーの5領域。10の下位検査から評価する。全体的な評価であるLCSA指数、読み書きに関する指標であるリテラシー指数を算出することができる。	○
改訂版 標準読み書きスクリーニング検査 -正確性と流暢性の評価- (STRAW-R)	20	小学1年生～高校3年生	音読速度を調べることのできる速読課題や、漢字の音読年齢が算出できる漢字の読課題を含む。ひらがな、カタカナ、漢字の3種類の表記について比較できる検査である。どの表記から練習すればよいのかの指標が得られる。速読課題は文章課題を含んでおり、高校や大学入試で試験時間の延長を希望する際の客観的な資料となる。	○
新版構文検査 小児版	20～40	幼児～小学生	1983年に作成された失語症構文検査の小児版を2016年に改定したもの。聴覚的理解と産生に分かれる。検査は段階的に「語の意味」「語順」「助詞・補文なし」「助詞・補文あり」および「関係節文」と難易度が高くなる。	○
LDI-R（Learning Disabilities Inventory-Revised)	20～40	小学1年生～中学3年生	LDI-Rは学習障害を判断するための調査票で、評価は専門家が行う。基礎的学力（聞く、話す、読む、書く、計算する、推論する、英語、数学）と行動・社会性の計10領域で構成。領域の各項目について「ない」「まれにある」「ときどきある」「よくある」の4段階評定を用いる。行動面や社会性の尺度もついており、学習以外の指導のニーズも把握できる。	○○

言語検査

第3章

分類	検査名	項目数	対象年齢	内容
投影法	バウムテスト	5	3〜10歳	検査者が対象児に直接実施。児童に「1本の実のなる木」を自由に描いてもらい、全体的印象、樹木の形態、鉛筆の動き、樹木の位置などについて診断的解釈をし、人格特徴を査定する。
	HTPテスト	30	幼児〜高齢者	検査者が対象児に直接実施。「家」「木」「人」を別々の紙に自由に描いてもらい、描き終わってから描いたものについて聴取する。検査者はその内容から人格特徴を査定する。なお、一枚の紙に「家」「木」「人」のすべてを描く統合型HTP（S-HTP）など、いくつかの実施方法がある。
QOL	Kid-KINDL	20	小学生	子どものQOL尺度を測定する検査。質問紙と半構造化面接で行い子どもに5段階評価で答えさせる。「身体的健康」「情緒的well-being」「自尊感情」「友達」「学校生活」の6領域24項目から構成。合計得点をQOL得点とする。子どもの自尊感情の評価や発達障害の支援効果を判定する。
	子どもの行動チェックリスト（CBCL）	20	4〜18歳	質問紙による検査。養育者による評定。「ひきこもり」「不安抑うつ」「身体的訴え」「社会性の問題」「思考の問題」「注意の問題」「攻撃的行動と非行的行動」の8つの下位尺度と、「内向尺度」「外向尺度」の2つの上位尺度から構成されている。子どもの病気や障害、最も心配な点、長所について自由記述法で回答する。評価対象の子どもの種々の特異的な情報も得ることができる。

参考文献

1) Gallaudet Research Institute. Regional and national summary report of data from the 2009-10 annual survey of deaf and hard-of-Hearing children and youth. Washington, DC：GRI, Gallaudet University. 2011.

2) Geers AE, et al. Estimating the Influence of Cochlear Implantation on Language Development in Children. Audiological medicine 2007；5：262-273.

3) Yang HM, et al. The auditory performance in children using cochlear implants：effects of mental function. Int J Pediatr Otorhinolaryngol. 2004；68：1185-1188.

4) Youm HY, et al. The auditory and speech performance of children with intellectual disability after cochlear implantation. Acta oto-laryngologica. 2013；133：59-69.

5) Trimble K, et al. Speech perception outcome in multiply disabled children following cochlear implantation：investigating a predictive score. J Am Acad Audiol. 2008；19：602-611.

6) Wiley S, et al. Auditory skills development among children with developmental delays and cochlear implants. Ann Otol Rhinol Laryngol. 2008；117：711-718.

7) Hiraumi H, et al. The effect of pre-operative developmental delays on the speech perception of children with cochlear implants. Auris Nasus Larynx. 2013；40：32-35.

8) 松本真理子, 他. 子どもの臨床心理アセスメント─子ども・家族・学校支援のために. 金剛出版, 2010.

9) 玉井ふみ, 他. 言語発達障害学 第2版. 医学書院, 2015.

10) Udholm N, et al. Cognitive skills affect outcome of CI in children：A systematic review. Cochlear Implants Int. 2017；18：63-75.

11) 伊藤大幸. WS2-2. 日本版 Vineland-II 開発における標準化の過程. 児童青年精医と近接領域. 2016；57：29-38.

12) Zwaigenbaum L, et al. Early Intervention for Children With Autism Spectrum Disorder Under 3 Years of Age：Recommendations for Practice and Research. Pediatrics 2015；136 Suppl 1：S60-S81.

13) Hyman SL, et al.；COUNCIL ON CHILDREN WITH DISABILITIES, SECTION ON DEVELOPMENTAL AND BEHAVIORAL PEDIATRICS. Identification, Evaluation, and Management of Children With Autism Spectrum Disorder. Pediatrics. 2020；145：e20193447.

14) NICE Guideline Updates Team（UK）. Autism spectrum disorder in under 19s：recognition, referral and diagnosis：[A] Evidence review for factors and neurodevelopmental disorders that increase the likelihood of a diagnosis of autism spectrum disorder. London：National Institute for Health and Care Excellence（UK）, 2017.

15) 太田秀紀. 乳幼児健診における M-CHAT 導入の成果と課題. 子どもの心とからだ 日本小児心身医学会雑誌. 2017；26：270-276.

Ⅲ． 人工内耳植込後の療育

解説
Ⅲ-1

早期植込例の Mapping の手法と留意点

解説

　人工内耳（CI）の調整（Mapping）の基本は「安全性」と「有効性」が両立していることである[1]。通常，Mapping の手順は電極からの電気刺激によって生じる音の大きさ，高さ，音色など個々の聴覚心理的印象を Mapping をしている言語聴覚士が対象者の反応や表現から捉え，個々の電極からの電荷量を調整し map に反映させながら行う。

1. 早期植込例の Mapping の手法

　音に対してまだ検知，検出レベルの幼児においては，条件詮索反応聴力検査（conditioned orientation response audiometry：COR）や遊戯聴力検査と同様の手法を用いて，CI からの音刺激に対し聴知覚の有無のほか，音の快・不快（うるさい），聴知覚そのものを「きこえた」と意味づけしながら行う[2]。音入れ後間もない頃には，電極からの刺激に対して，児の動作が止まる，Mapping をしている言語聴覚士を見る等，刺激に対する行動反応が見られることがある。その際，児が感じた刺激が，児にとって意味のあるものとなるよう，言語聴覚士や保護者等は表情（笑顔）や耳に手を当てる動作を児に返しながら，児の行動反応を強化し，CI からの「刺激」を感じることが「音のきこえ」の感覚につながるよう意味づけを行っていく。一方で CI からの音刺激により「不快」な状況が生じることにより，CI 装用の拒否につながることがある。例えば Mapping の電気刺激に対して表情が硬くなる，泣き出すなどの反応には「不快」が表れており注意が必要である。乳幼児では全電極を 1 回のセッションで Mapping することは難しく，数電極を選び Mapping し，次回にまた他の電極を Mapping するという手法をとることが多い。また，マイクをオンにし全電極から電気信号が送られる「ライブボイス」での Mapping で，太鼓や鈴などの楽器，音が鳴るおもちゃなどを使用し，音への興味を育てながら反応を確認していく。特に早期植込例においては，手術時年齢が低いがために術前に補聴器を装用する期間が短いため[3]，Mapping をしながら音への反応を引き出し，それが音への興味や声が聞こえることへの楽しみにつながるような介入が必要である。

2. Mapping の有効性の確認

　小児 CI 装用例において，調整された map による音声プログラムが適切な補聴効果をもたらしているかどうかを確認するため，音場における装用下閾値（幼児の場合は COR や遊戯聴力検査を用いて），ことばの理解ができ，発話ができるようになった幼児では単音節・単

語・文の聴取など語音聴取検査[4]による客観的評価を行う。

　より低年齢・前言語期幼児においては装用下の閾値の検査とともに，IT-MAIS，MUSS，LittlEARS など質問紙を用いて，聴性行動・発声発語の成長・変化から Mapping の効果，適切さを判断する。IT-MAIS，LittlEARS では，音や声への反応（音の検出）から，環境音や人の声の違い，人の声の抑揚に現れる感情の認識や自分の名前に対する反応（音の弁別），そして音や声の意味理解へと，聴性行動の発達について継時的な変化が評価できる。特に LittlEARS では，（海外の）健聴児の月齢 0〜24 における聴性行動発達と，音入れ後の月数（きこえ年齢）における児の聴性行動の発達の程度を比較して客観的に評価することができる。

　MUSS は，乳幼児が人とコミュニケーションをとるために発声発語行動を用いる様子について評価を行う。例えば，人の注意を引くために声を出す，コミュニケーションの内容に応じて様々な声を出す（うれしそうに声を弾ませたり，怒ってうなったり）など，感情・意図の伝達手段として，音声を活用している様子を評価する。また，発語ができるようになってからは，話し言葉を使う頻度や，伝わらないときに言い換えるなど音声言語の実質的な活用について評価をすることができる。

　IT-MAIS，MUSS，LittlEARS とも乳幼児の聴性行動，発声発語の成長を継時的に評価するバッテリーとして臨床的によく用いられているが，いずれの評価方法においても，我が国の健聴の乳幼児の発達をもとに標準化されていない点に留意しておく必要がある。難聴乳幼児の聴性行動・発声発語の成長を客観的評価基準と照らし合わせて検討することは，今後の課題であると思われる。

3.　早期植込例の Mapping における工夫

　CI の Mapping には，刺激レート，電極ごとに割り当てる周波数帯域，刺激モード，音声コード化法などいくつかのパラメーターがあるが，その設定の仕方と各電極から流れる電荷量によって，閾値，快適レベルやピッチ，ラウドネス知覚など装用者の心理物理学的に影響を及ぼす[5]。なかでも，音の大小に関連するものとして，音が聞こえ始めるために必要な最小の電荷量（T レベル）と，音が大きいがうるさくない快適レベル（M レベル/C レベル）に相当する電荷量の設定があり，CI メーカーによってその呼称はことなるものの，原理的には同様である。

　音の大きさ（ラウドネス）や高低（ピッチ）という聴覚心理は，さまざまな聴覚的な経験を積み，それに伴う心理的活動により生じる生得的な感覚であり，乳幼児においてはまさにその感覚を習得する過程にある。例えば音の高さの弁別は生後 6 カ月〜12 カ月以内に獲得されることが明らかになっているが，音の大小の弁別を獲得する年齢についてはこれまで生後 6 カ月〜就学前という幅広い年齢が示されており，今後のさらなる検討が必要である[6]。

　早期植込症例（12 カ月未満）においては，聴力が確定し補聴器（HA）装用をできるだけ早期に開始したとしても，術前の補聴と聴覚活用ができた期間や HA 装用効果の状態によっては，聴性行動を用いた手法をもとに初期の Mapping を行うことが困難であることが

多い[7]。そのため，特にこのような早期植込み例では電気生理学的手法，すなわち術中 CI 電極挿入後に電極からの微小電流により誘発された蝸牛内複合活動電位（Electrically evoked compound action potentials：ECAPs）の測定が音入れ当初の電荷量の調整の参考として活用することができ，早期 CI 症例の Mapping に対して重要な役割を果たしている[8,9]。それらは，CI メーカー各社によって，NRT（Neural response telemetry，コクレア社），ART（Auditory nerve response telemetry，メドエル社），NRI（Neural response imaging，バイオニクス社）と名称が異なっている。ECAP 値と術後の T/C レベルとは，相関が報告されている（NRT，NRI）ものと[9,10]，C レベルの平均値に相当すると報告されている（ART）ものがある[11]。一方でメーカーを問わず ECAP 値と電荷量との関係を Systematic Review した報告では，これらの ECAP 値から T レベル，C レベルを一律に決定するのは難しく，メーカーや年齢ごとの検討，聴性行動による Mapping の方法など，ベースラインを統一したうえで比較する必要があるとされている[12]。このように各社の電気生理学的検査はおそらく検査の詳細な部分での違いがあるために，その結果を数値として共通に解釈することはあまり意味がないといえる。また音入れ後の T/C レベルの変化について，蝸牛頂回転部にあたる電極電荷量が音入れから 6 カ月時に下がり，電極全体のインピーダンスは，音入れ時より音入れ後 1，3，6，12 カ月において低下するにもかかわらず，T/C レベルの電荷量は増加し，6 カ月以降は安定するという報告がある[13]。T レベルの適否は音の検出の反応で見ることができるが，C レベルは幼児の音の大きさに対する許容をもとに判断され，より幼少の児では聴性行動反応を参考にすることが多いため，特に音入れ後 6 カ月間においては map の電荷量の適否をこまめに見たほうがよいと思われる[13]。

　　ECAP は迅速に測定でき，術中だけでなく，術後の覚醒時や活動中においても測定が可能である。ECAP 閾値は音入れ当初の T レベル，C レベル値を設定する基礎データとしての活用ができる利点の他にも[8]，難聴の原因遺伝子との関係と照らし合わせ *GJB2* 遺伝子変異や *CDH23* 遺伝子変異例では原因不明例に比べ ECAP 閾値測定時の振幅増加関数値と関連がみられることから，原因や病態ごとに対応を考慮するための参考にできるという報告もみられる[14]。しかしながら，Mapping の基本的手法には先に述べた聴性行動反応が含まれ，ECAP 値の使用は信頼性のある聴性行動反応が確認できる発達段階に至るまでにとどめるべきであるとも報告されている[7]。すなわち，もし聴性行動反応が安定して見られれば，それは電気生理学的方法より信頼性が高い指標といえる。

　　また，術中に測定が行われる電気誘発聴性脳幹反応（Electrically-evoked auditory brain-stem response：EABR）では，らせん神経節だけではなく求心性の聴覚伝導路に関する情報が得られるという利点があり，Auditory Neuropathy や蝸牛奇形などの難聴の原因によっては ECAP 値だけでなく，EABR を誘発する電荷量も初期の Mapping に参考となる[15]。

4. 留意点

　　早期植込み症例（12 カ月未満）は，12 カ月以上における植込み症例と比較して，Mapping 早期において T レベルが高く，C レベルが低く（ダイナミックレンジ：DR が狭

く）設定される傾向があるため[16]，注意が必要である。その理由として，12カ月未満の児には，ECAP値と聴性行動反応を合わせてMappingをしても，特に早期には聴性行動反応の様子がTレベルの設定に影響を及ぼしたり，Mappingをするオーディオロジストによるプログラミングバイアスがかかることが考えられる。また難聴原因（聴神経疾患や蝸牛病態，前庭水管拡大等）により，デフォルト設定から変更する必要が考えられ，パラメーターをよく考えてより早期に最適なMappingができるよう，臨床での聴性行動反応改善に留意するべきであるとIncertiらは述べている[16]。

　また，ECAP値およびEABR値とT/Cレベル値とを成人および子どもを対象として比較した研究では，成人・小児例ともECAP閾値とEABR閾値との間に強い相関を認めた。また，T/CレベルとECAP閾値との間に中程度の相関を認めたが，小児例ではECAP値がCレベル値を超える結果も見られた。術中測定のECAP閾値は子どものMappingにおいて有用であり，聴性行動をもとにした頻回なMappingを行うよりも有効であるが，刺激過多にならないよう注意が必要であると指摘されている[17]。これは，T/Cレベルによって作られる大きさの感覚が聴神経から聴皮質へ至る聴覚路の様々な段階から影響を受けるためであり，成人・子どもともにECAP閾値とEABR閾値が強く相関しているにもかかわらず，大きさの感覚が成人と子どもと異なるのは，大きさの弁別の感覚が幼少期からの聴覚的な感覚入力の経験により作られるものであるからと考えられる。長い時間の聴覚的な刺激の入力により中枢聴覚系の発達が成熟することを表している[17]。

　よって，早期植込術例において，その聴性行動が明確でない場合には，安全で効果的であると思われるMappingの参考として，他覚的な電気生理学的手法によって得られる情報とともに，CIからの音声に対する聴覚心理学的な感覚と聴性行動としての児からの表出をMapping場面だけでなく，日常生活においても意図して育てていくことが，その後の聴覚活用の成長を促すことにつながると考えられる。

参考文献

1) 城間将江．言語聴覚士の人工内耳臨床におけるマッピングについて（第61回日本聴覚医学会教育セミナー2）．Audiol Jpn. 2016；59：250-252.
2) 中村公枝，他編．標準言語聴覚障害学 聴覚障害学，第2版．医学書院，2015.
3) Cosetti M, et al. Cochlear implantation in the very young child, Issues unique to the under -1 population. Trends Amplif. 2010；14：46-57.
4) 日本人工内耳研究会．人工内耳装用のための語音聴取評価検査CI-2004（試案）．2004.
5) Allum DJ 著，城間将江監訳．人工内耳のリハビリテーション―世界の先進的取り組み．協同医書出版社，1999，pp.16-21.
6) Litovsky R. Development of the auditory system. Handb Clin Neurol. 2015；129：55-72.
7) Waltzman SB, et al. Cochlear implantation in children younger than 12 months. Pediatrics. 2005；116：e487-e493.
8) Holstad BA, et al. Relation of electrically evoked compound action potential thresholds to behavioral T- and C-levels in children with cochlear implants. Ear Hear. 2009；39：115-127.
9) Huges ML, et al. Comparison of EAP thresholds to MAP levels in the Nucleus CI24M cochlear implant：Data from children. Ear Hear. 2000；21：164-174.

10) Koch DB, et al. Neural Response Imaging : Measuring Auditory-Nerve Responses from the Cochlea with the HiResolutionTM Bionic Ear System. Advanced Bionics Corporation, Valencia, California, 2003.

11) Alverez I, et al. Using evoked compound action potentials to assess activation of electrodes and predict C-levels in the Tempo + cochlear implant speech processor. Ear Hear. 2010 ; 31 : 134-145.

12) de Vos JJ, et al. Use of electrically evoked compound action potentials for cochlear implant fittings : A systematic review. Ear Hear. 2018 ; 39 : 401-411.

13) Henkin Y, et al. Changes over time in electrical stimulation levels and electrode impedance values in children using the Nucleus 24M cochlear implant. Int J Pediatr Otorhinolaryngol. 2003 ; 67 : 837-880.

14) 鈴木美華, 他. 難聴遺伝子変異が確認された人工内耳装用児における神経反応テレメトリの検討. Audiol Jpn. 2013 ; 56 : 243-248.

15) Mittal R, et al. Mapping of pediatric cochlear implant recipients using electrical auditory brainstem responses as a tool. Indian J Otol. 2015 ; 21 : 14-17.

16) Incerti PV, et al. Programming characteristics of cochlear implants in children : effects of etiology and age at implantation. Int J Audiol. 2018 ; 57 : 27-40.

17) Morita T, et al. The relationship between the intraoperative ECAP threshold and postoperative behavioral levels : the difference between postlingually deafened adults and prelingually deafened pediatric cochlear implant users. Eur Arch Otorhinolaryngol. 2003 ; 260 : 67-72.

第3章

解説
Ⅲ-2

早期植込例の介入に必要な要素

背景

　1998年Yoshinaga-Itanoらによる早期介入による良好な言語発達の意義[1]が示された後，EHDI（Early Hearing Detection and Intervention）プログラム[2]（米国難聴児早期発見・介入プログラム：1カ月以内に発見，3カ月以内に診断，6カ月以内に介入，いわゆる1-3-6ルール）の登場により，我が国でも新生児聴覚スクリーニング（新スク）マニュアル[3]が作成され，難聴児の早期発見システムが広く普及した。しかしながら早期診断後の療育のシステムは国内で確立されたものはなく，地域差もかなりみられる。またその内容には，診断・検査・補聴器（HA）装用などの医療側面的支援のみならず，新スク後の要精査（Refer）と診断されてから精密聴力検査までの時期や，難聴診断後の難聴児やその家族への心理面・環境面・療育面の支援に関しても多くの要素が含まれる必要があると考えられる。

解説

1. 難聴児と保護者の関係

　中村は，難聴児の早期発見・早期療育の目的は，良好な言語発達を目指して早期から訓練することではなく，0歳時期の安定した母子コミュニケーションを保証し，必要な養育環境を整え，健やかな母子関係を育むことにある，としている[4]。中村はさらに，赤ちゃんは保護者との関係を通して愛着的な信頼感を形成する力を有しているが，聴こえる親にとっては，聴覚が赤ちゃんとの関係を築く重要な感覚であり，もし保護者が子どもの難聴に気づかずにいると親子の愛着関係や相互的関係の形成が阻害されやすくなると述べている[4]。

　田中らは，難聴児への介入は難聴が発見，ないしは検出された時点から始まるが，早期診断の重要性を強調するだけでなく，その後の療育内容，療育環境など質に重点を置き，言語発達だけでなく子どもの人間形成，親子のコミュニケーションの円滑化による情緒の安定をはかる介入が必要であると述べている[5]。乳幼児期の前言語期段階には，初期の愛着関係を形成する情動的響存関係（親子の気持ちが重なり合い，相互に共有・理解されること）が唯一の親子の関係であるが，これは視線，表情などの媒体が必要であり，その最も基本的なものが音声といわれている。難聴により親子間の愛着関係が阻害されるため，早期介入では前言語期コミュニケーションの形成支援が必須となる[6]。

　生後約13カ月時での健聴乳幼児と難聴乳幼児における親子間のコミュニケーションの質的な違いについて，Faganらは[7]，難聴児に対する保護者からの声かけの頻度は変わらないが，健聴児のほうが声かけに対する発声が多く，保護者からの声かけが子どもの発声のタイミングと同時になる（重なる）ことが，難聴児の親子間に比べて少ないと報告している。つまり，保護者と健聴児では音声をもとにしたターンテーキング（話者交代）が形成されてお

り，子どもが相手（保護者）の反応を待つという，相手に対する期待が形成されていることがわかる。難聴児においては早期から補聴が開始されていても，特に高度～重度難聴児においては音声の聴取が十分ではなく，コミュニケーションが成立するための相互性に困難さが生じ，その結果すれ違いが生じやすいと思われる。よって，前言語期のコミュニケーションの成立のためには，音声をはじめ，子どもから相手（保護者など人）や，子どもから外（おもちゃなど）へ向けられた発声，注意・関心を向けている視線，また手をのばすなど興味を示す動作などを丁寧に拾い上げ，子どもから外部（保護者や物）に向けられたベクトルを受け取って共有する対応が必要である。しかし，このような反応が子どもから発せられていても，保護者が気付きにくい場合や，受け止め方次第ですれ違ってしまう場合があるため，特別支援学校（聴覚障害）の就学前教育（早期教育）の担当者や，言語聴覚士によるモデルの提示と保護者による実践により，保護者が安心してコミュニケーションをとれると実感できる状態での早期介入が重要であると思われる。

2. 難聴児を取り巻く社会環境

　先天性難聴あるいは小児期発症の難聴の60～70％に遺伝子が関与することが推測されており（p.114：**解説Ⅲ-4参照**），そのうち常染色体劣性遺伝形式をとるものが半数あるいはそれ以上あるため，難聴児の両親が健聴者である場合も多いと考えられ[8]，特に健聴者である両親による子どもの難聴の気づき，および難聴児を育てるための適切な親子間のコミュニケーション，養育方法に対しては早期からの専門的な介入が望まれる。

　また近年，母親が出産後に育児休暇を経て比較的早期に（産後1年程）職場復帰をする社会的傾向がみられる。約1年の育児休暇は，ちょうど難聴児への早期介入が開始され母子の愛着関係がつくられる期間にあたるが，その後の復職により，子どもの育つ環境は主に家庭であったところから保育園などの集団となり，かつ養育者が時々変わるという環境に変わっていく。そのため，難聴児の療育に集中するために母親が仕事を辞めたり，療育機関としても子どもの療育のために母親が就労することを勧めない施設もある。一方で，家庭の経済的事情，自己の仕事に対する意欲，社会の中での自己の役割を重視する母親もおり，社会的な環境と保護者の意識の変化により，母親が中心となって難聴児の療育を行っていくことが難しくなりつつある。

　日本における難聴児の家庭環境，特に世帯所得金額について，「難聴児の世帯所得からは，子どもの療育に保護者が大きくかかわらざるを得ないため，就業が制限されている様子がうかがえる」という報告がなされている[9]。このような事情から近年はもはや母親のみが難聴児の療育を担当することが難しくなっており，難聴児の療育の主役は母親から保護者（parent），養育者（caregiver）と療育環境は変化しており，難聴児や他の重複・発達障害児にもいえることであるが，適切な療育を受けられるよう社会的な支援体制の充実を考慮していく必要があると思われる。

3. 家族による支援

1）家族中心の支援

　難聴乳幼児を育てる保護者の育児ストレスの中では子どもの障害の受容や将来への不安が非常に大きい。しかしながら，日常生活のなかで最も多く子どもと関わるのは家族であり，家族と子どもの生活を中心に考えることなく適切な支援はできないことを考慮すると[10]，言語聴覚士，特別支援学校（聴覚障害）教員，保育士，保健師など難聴乳幼児に関わるすべてのスタッフでのチームを編成し，難聴児の子育てを家族がスタートできるような環境調整を行うことが必要不可欠である。

　我が国では2019年12月に「難聴児の早期支援に向けた保健・医療・福祉・教育の連携プロジェクト報告」[11]が示され，その中で体制の整備として，医療・保健・福祉・教育等の多職種の関係者が連携しつつ，難聴児に対応する中核機能を各都道府県で整備し，その際には既存資源（児童発達支援センター，特別支援学校（聴覚障害），聴覚障害者情報提供施設など）を積極的に活用することが提言されている。また，子どもの難聴対策にかかわるHA相談医，言語聴覚士，難聴にかかわる教員などの養成や専門性の向上などの人材育成，難聴児およびその家族等が交流できる機会の提供，難聴児が学ぶインクルーシブ教育（小学校から高等学校，大学）における情報支援の充実についての検討や教育機関と言語聴覚士との連携強化についても言及されている。例えば，地域ごとに聴覚障害療育センター的役割を果たす専門の施設を設置し，上記のような多職種の連携・協働の基盤をつくることが考えられる。また，既存の事業を活用し，児童発達支援事業や児童発達支援センター，放課後デイサービス等で実施している障害児等療育支援事業（訪問療育や通所による家族支援；自治体により施行していない場合がある），市町村が実施するミニ療育事業等において，難聴児に対する療育支援を行うことができるようにすることで，難聴児が地域で療育や相談ができる機会が増えると思われる。現行では，難聴児の療育相談は，特別支援学校（聴覚障害）の乳幼児教育相談で行われていることが多く，難聴児が生活する地域，自治体の担当者との直接の相談機会が少ない現状がある。難聴児の療育，特に早期の保護者と子どもの間のコミュニケーションの取り方について，専門のスタッフを派遣するなどし，地域，自治体のなかで難聴児の療育が継続的に行われることが望ましい。また，このような人材をコーディネートする担当者など幅広く難聴児に関わる専門家が必要となる。そして何より，諸外国のようにこのような人材の育成を含めた聴覚障害療育センターが設立されることが強く望まれる。

2）最新情報に基づいた支援

　専門家による保護者への情報提供や支援に関する調査では，85％の保護者が専門家からの個別の親身な相談に満足感を得ている[12]。また難聴の原因にも言及した説明により，早期に難聴に関する理解，受容が促進され，子の成長に対してどのようにしていけばよいかという不安や混乱が改善されたとしている。

　我が国では2012年より難聴遺伝子検査が保険診療で可能となっている。難聴に対する原因診断別のオーダーメイド医療が提供されるようになり，聴覚補償手段のうちHA，人工内

耳（CI），残存聴力活用型 CI のいずれが適切であるかが客観的事実をもとに診断されるようになっている。すなわち，新スクにより難聴が早期発見されるだけでなく，その後の子どもの言語，コミュニケーション能力の発達を促すためには，難聴の原因や予後について客観的で正確な情報をもとに，難聴児への適切な聴覚補償手段や，それによる音声言語の獲得の可能性を考えたコミュニケーション手段の検討が必要である。しかしながら，全国の特別支援学校（聴覚障害）の早期介入（乳幼児教育相談）に関する調査[13] では，教育活動時に用いる会話法は，音声・手話言語併用が最も多く（76.2％），次いで音声を専用（23.3％），または手話を専用（2.6％）であった。また，それらの使用と CI 装用との関連はみられなかった。従前，最新の確かな医療情報の整理・提示が不十分であったため，多くの特別支援学校（聴覚障害）の早期介入のなかで，CI 装用に対して特化した，音声のみを活用するコミュニケーション方法は積極的には用いられてはいない様子が示されている。

　新スクにより早期に難聴が発見できるようになったことで，より早期から精神的な混乱や悩みに保護者が直面することになる。しかし，早期に発見されたことを子どもの成長におけるプラスの作用としていくためには，家族が求める最新の明確な情報，すなわち難聴の原因，現在の聴力などの医学的情報，HA や CI などの補聴機器情報，モダリティーや療育方法，療育機関，子育て相談などを偏りなく提供するべきである。新スクや難聴遺伝子検査等エビデンスのある客観的指標が導入される以前の，担当者の経験値に依る主観的な判断や，児の聴性行動，発声発話行動等の個人差が大きい指標をもとに経過観察を続けることや，補聴手段や聴覚活用の能力によらない一律の療育内容の提供などの現状を見直す必要があると思われる。そして，音声言語獲得の観点から見た早期の適切な介入を実現するためには，早期療育・教育の専門家，担当者に対し小児難聴医療に関する最新の確かな医療情報をわかりやすく提供することが，医療者側が難聴児と家族をとりまく環境を改善するために提供できる方法の一つであると思われる。

参考文献

1) Yoshinaga-Itano C, et al. Identification of Hearing loss after age 18 months is not early enough. Am Ann Deaf. 1998；143：380-387.
2) Joint Committee on Infant Hearing. Year 2000 Position Statement：Principles and Guidelines for Early Hearing Detection and Intervention Programs. Am J Audiol. 2000；9：9-29.
3) 一般社団法人 日本耳鼻咽喉科学会．新生児聴覚スクリーニングマニュアル．2017. http://www.jibika.or.jp/members/publish/hearing_screening.pdf
4) 中村公枝．【聴覚障害児の早期発見から療育プログラムまで】聴覚障害乳児の早期療育．音声言語医学．2004；45：217-223.
5) 田中美郷．Yoshinaga-Itano の聴覚障害児の言語発達に関する早期臨界期説批判．小児耳鼻咽喉科．2005；26：61-66.
6) 中村公枝．【聴覚とコミュニケーション】乳幼児期の聴覚活用と言語習得．音声言語医学．2007；48：254-262.
7) Fagan MK, et al. Synchrony, complexity and directiveness in mothers' interactions with infants pre- and post-cochlear implantation. Infant Behav Dev. 2014；37：249-257.
8) 宇佐美真一．きこえと遺伝子 2 —難聴の遺伝子診断 ケーススタディ集—．金原出版，2012.

9）工藤典代．家庭環境―特に世帯所得金額について―．聴覚障害児の日本語言語発達のために―ALADJIN のすすめ―．テクノエイド協会，2012.

10）Joint Committee on Infant Hearing. Year 2019 Position Statement：Principles and Guidelines for Early Hearing Detection and Intervention Programs. JEHDI. 2019；4：1-44.

11）難聴対策推進議員連盟．"Japan Hearing Vision" ～ライフサイクルに応じた難聴者（児）支援を実現するために～．2020.
http://www.jibika.or.jp/members/information/jhv_200204.pdf

12）Scarinci N, et al. The parents' perspective of the early diagnostic period of their child with Hearing loss：Information and support. Int J Audiol. 2018；57（sup2）：S3-S14.

13）廣田栄子，他．聴覚障害児の早期介入に関する検討 全国聴覚特別支援学校乳幼児教育相談調査．Audiol Jpn. 2019；62：224-234.

解説
Ⅲ-3

重複障害を合併する人工内耳装用児の療育の注意点

背景

　人工内耳（CI）手術適応の拡大や低年齢化に伴い，難聴以外の障害を併せ持つ，いわゆる重複障害の CI 装用児が増加している。CI 装用効果については **CQ Ⅲ-2**（p.38）に示す通りであるが，障害の内容によっては保護者の負担が大きく，専門家は多職種連携による保護者への支援，および子どもの障害特性に合わせた対応が求められる。

解説

1. 重複障害に関する用語

　運動機能障害が主症状の場合は Multiply handicapped，聴覚や視覚障害が主症状として他障害を併有する場合は Additional Disabilities（AD）が英語文献では使用されている。とりわけ，AD の中でも発達障害 [知的障害，学習障害，自閉症スペクトラム障害（Autism Spectrum Disorders：ASD），注意欠如・多動症（Attention-deficit/hyperactivity disorder：ADHD）] が際立つ場合は Developmental Disorders（DD）が用いられている。本稿では，広義の解釈は CI-AD，発達障害に特定する場合は CI-DD とする。

2. CI 装用児における重複障害（CI-AD）の発生率・疾患・障害

　CI-AD 児の発生率は研究者によって異なり，Cruz らは 15%（31/188）[1]，Black らは 25%（44/174）[2]，Birman らは 33%（29/88）[3]，Inscoe らは 47%（253/540）[4]と報告している。この違いは，ICD10（国際疾病分類）や DSM-5（精神疾患の診断・統計マニュアル）の改編による発達障害の概念や枠組み，研究対象者数や除外基準，年齢層，疾患の変遷，および評価・検査時期なども影響していると推測される。なお，CI 装用児の AD 併有率が難聴児全体と比較して高いかは賛否両論あり不明である。

　難聴の原因疾患と障害の関係について，Inscoe らは[4]，先天性サイトメガロウイルス感染症では 85%，Auditory neuropathy spectrum disorder（ANSD）では 67%，髄膜炎では 52%が認知機能障害，運動機能障害，視覚障害，てんかん，ASD などを併せ持つ。さらに，症候群性の遺伝性難聴では上記障害の他に内科系，神経系，代謝異常を伴うことが想定され，原因疾患と障害との関係はより複雑になる。障害が複数に及んでいるか，どの障害がより顕著かによってで個々の言語症状や行動特性は異なるため，CI 効果の予測や療育・教育プログラムの構築に当たっては，これらを考慮する必要がある。

3. 重複障害児の発達評価

　CI-AD 児の発達評価は聴覚単一障害の CI 児より時間がかかる[5]。また，突然の身体症状の変化，検査拒否などで検査を中断せざるを得ないこともある。特に幼児期は標準的な方法で検査を施行する発達レベルになく，検査の選択が限られ，質問紙法を用いて保護者や教師

が評価することが多い。しかし，保護者は教師よりも評価点が高い傾向にあり，評価者間の誤差には注意を要する[6]。CI-AD 群の評価は，対象児の言語発達のみならず，社会的相互作用の発達，適応行動や日常生活 QOL の変化，保護者のストレスやかかわり，なども含め総合的に行う。発達検査については**解説Ⅱ-3**（p.89）の通りである。

4.　重複障害児の CI 装用効果に及ぼす影響

　　知的機能や認知機能，聴覚活用，保護者の関与などが CI 装用効果の予測要因になることは知られているが，障害の種類も関与する。Cupples ら[7,8]の報告によると，ASD，ADHD，脳性麻痺（Cerebral Palsy：CP），髄膜炎後遺症による知的発達の遅れを伴う CI-DD 児群は，症候群性難聴や心疾患・内科的疾患・視覚障害などの併有群に比べて，Preschool Language Scale, Fourth edition（PLS-4）でもピーボディー絵画語彙検査（Peabody Picture Vocabulary Test：PPVT）でも改善度が低かったという。

　　また，Wakil らは付随する障害の重症度が CI 機器の装用・非装用に関与する報告している[9]。CI-AD 児を 7～19 年間追跡調査し，AD が軽・中等度群は PKB 単音節単語検査で 48～94％，Hearing in Noise Test（HINT）を用いた静寂下での明瞭度が 60～96％となり，コミュニケーションモードも手話やゼスチャーから聴覚口話に移行する子どももいた。一方の重度群では，13 名中 5 名は CI 非装用となり，非装用を防ぐには，手術前後の保護者に対するカウンセリングや療育は，より慎重かつ現実的でなければならないとしている[5,10]。

　　DD 児の障害特性も予測要因に成り得る[1,11]。聴覚単一障害の CI 児は CI-DD 児に比し，どの項目でも高得点で，かつ検査項目すべてにおいてバランスがとれており，学校生活にも満足していた。しかしながら，CI-DD 児は発達に凹凸があり，自己肯定感と友人関係は顕著に低く，社会性や適応行動の改善も緩やかな傾向を示した。DD 群間でも特性が異なり，ASD 児や ADHD 児は学齢が高くなるにつれて問題行動が表面化しやすいが，脳性麻痺児や学習障害児は CI 装用によって問題行動は減少し，周囲のかかわりや環境調整で改善する可能性が高い。一般に DD 児は自分の感情や考えを上手に言語化できずに周りから誤解を受けやすいため，子ども達が抱える不安や悲しみを理解した上で社会相互作用の発達を促す指導や対応が求められる[12]。

　　CQ Ⅲ-2（p.38）でも述べられているように，CI 手術が低年齢化した現在，発達障害の診断時期が手術後になる可能性は否めない。特に幼児期の ASD や ADHD の，言語・コミュニケーションや社会性に関する行動特性が難聴児と類似しているために診断が遅れ，CI 装用効果の判断も困難になる。低年齢での CI 術後は行動特性を注意深く観察して療育し，DD の可能性が疑われる場合は，早期に必要に応じた医学的対応および環境調整を行うことで，本来子どもが持っている可能性を引き出し支援できる。

5.　聾難聴と重複障害を併せ持つ子どもたちの就学と支援

　　難聴＋AD 児は障害の種類や重症度に応じた特別支援学校に通学すると予測される[12]。日本の特別支援学校（聴覚 107 校，分校を含む）を対象とした鄭らによる調査報告[13]によると，CI 装用児数は 1894 名（幼稚部～専攻科）で，全生徒数 5,706 人の 33.2％にあたる。

そのうち，重複障害を併せ持つ CI 児は，幼稚部 49/310 名（15.8%），小学部 118/462 名（25.5%），中学部 74/241 名（30.7%），高等部 60/259 名（23.1%）在籍していると報告している。文部科学省資料によると[14]，公立小中在籍児童のうち，知的障害はないが発達障害の可能性がある児が 6.5% いるということで，通常学校に在籍している CI 装用児の中にも DD 児を含む AD 児がいると推測される。CI 児の多くが通常学校に在籍しているが，公立校全校に特別支援学級や通級指導が設置されているわけではなく，難聴に関する教員の専門性も十分とは言えないのが現状である。

　これらの難聴と発達障害を併せ持つ子どもの学習支援を効果的に行う目的で，大鹿，濱田らは[15] 子どもたちの学習面・行動面の困難さと特徴を類型化し，小学部では「対人関係・こだわり」「言語・計算・不注意」，「標準」，「多動性・衝動性」，「言語」，「計算」に困難のある 6 クラスター，中学部では「標準」，「言語・計算」，「計算」，「多動・不注意」，「言語」，「対人関係・こだわり」の 6 クラスターに分類できたと報告している。この研究は，CI-AD 児を対象としたものではないが，重複難聴児が抱える困難さと特徴を分類することで，個別的支援につながると考えられ，CI-AD 児の療育・教育の参考になる。

6. 保護者の心理・ニーズ

　CQ Ⅳ-4（p.61）に記すように，早期療育における保護者の果たす役割は極めて重要であり，それ故に不安や負担感も大きく，特に重複障害があると様々な制約を受けるためストレスが増大する傾向にあり，専門的な心理カウンセリングを要する保護者も 1 割は存在する[16]。

　Zaidman-Zait ら[11] のききとり調査によると，CI-AD 児の保護者が抱える不安や専門家に期待する支援内容は下記の表に示すように多岐にわたる。大島，小渕ら[17] も，難聴幼児を育てる保護者の育児ストレスについて，精神的苦悩と将来への不安の項目の得点が高く，具体的な不安としては 3 歳未満では言語発達や聴力，コミュニケーション，3 歳以上では就学や人間関係などをあげていて，子どもの発達の過程で，ストレスや不安となる内容が異なると報告している。

　Whicker[18] らの難聴＋AD 児の保護者に関する文献レビューによると，保護者が負担あ

表 3-2　**重複障害を伴う CI 児の保護者の不安や要望**（Zaidman-Zait[11] より）

不安	専門家に期待する支援内容
コミュニケーション	音声・言語指導
機器の故障	補聴補助機器の活用指導
子どもの行動面	行動調整指導
サウンドプロセッサの安定装用	特別な個別指導
親の役割	子育て支援
兄弟関係	CI 児の兄弟に対する支援
経済面	視覚ケア
教育	呼吸器ケア
学業面	理学療法・作業療法
自己決定感や社会的サービス	

るいは課題だと感じる要因は，自己決定（子どもの教育・予後を見通した判断，コミュニケーションモードの選択，CI手術の判断など），義理の家族の反応，経済的側面，育児による心身の疲労などがあり，多職種によるかかわり，保護者に対する支援，子どもに対する教育支援などの要望があることが示されている。重複障害の有無にかかわらず，難聴児を支援する専門家は常に保護者，療育者の心理・ニーズを理解し対応することが重要と言える。

7.　多職種連携（教育コーディネーターの活用）

　重複障害児の発達支援には医療，教育，福祉の各方面の専門家の多職種連携が欠かせない。Archboldら[5]は，CI-AD児の保護者や学校教員に対する適切な情報提供には，教育コーディネーターの役割が重要と報告している。イギリスではCIチームに教育コーディネーターを加えることで，対象児や保護者のニーズに合った専門家が配置され，CI-AD児に対する訪問サービスやハビリテーションが適切に行われるようになったようである。

　日本では約15年前から特別支援教育コーディネーターとしての教員養成研修制度がある。学校内の関係者や教育，医療，保健，福祉，労働等の関係機関との連絡調整，保護者との関係づくり，さらに，個別の教育支援計画や指導計画の策定など多岐にわたる役割が課せられている[19]。現在は発達障害を対象とするコーディネーターが主だが，CI-AD児および通常学校へインテグレーションしたCI児も含めた医療との連携に関する報告も散見されるようになってきた。

　CI-AD児の発達特性やニーズにあわせてコーディネーター役を担う専門職は変わる可能性があり，多職種連携の体系化・体制化は今後の課題である。

8.　まとめ

　重複障害を併せ持つCI装用効果の予測要因としては，知的・認知機能，障害の種類・内容，重症度などが挙げられる。CIは重複障害児にも有効であるが，障害特性によっても改善度が異なること，発達のドメインは凸凹があることなどに留意したCI活用指導プログラムの構築が課題である。また，適切なCI-AD児の支援には，多施設・多職種協働によるエビデンスの蓄積も重要と考える。

参考文献

1) Cruz I, et al.；CDaCI InvestigativeTeam. Language and behavioral outcomes in children with developmental disabilities using cochlear implants. Otol Neurotol. 2012；33：751-760.
2) Black J, et al. Paediatric cochlear implantation：adverse prognostic factors and trends from a review of 174 cases. Cochlear Implants Int. 2014；15：62-77.
3) Birman CS, et al. Pediatric cochlear implants：additional disabilities prevalence, risk factors, and effect on language outcomes. Otol Neurotol. 2012；33：1347-1352.
4) Inscoe JR, et al. Additional difficulties associated with aetiologies of deafness：outcomes from a parent questionnaire of 540 children using cochlear implants. Cochlear Implants Int. 2016；17：21-30.
5) Archbold S, et al. Cochlear implantation in children with complex needs：the perceptions of professionals at cochlear implant centres. Cochlear Implants Int. 2015；16：303-311.
6) Rafferty A, et al. Cochlear implantation in children with complex needs - outcomes. Cochlear Implants Int. 2013；14：61-66.

7) Cupples L, et al. Language and speech outcomes of children with Hearing loss and additional disabilities：identifying the variables that influence performance at five years of age. Int J Audiol. 2018；57（suppl 2）：S93-S104.

8) Cupples L, et al. Language development in deaf or hard-of-Hearing children with additional disabilities：type matters! J Intellect Disabil Res. 2018；62：532-543.

9) Wakil N, et al. Long-term outcome after cochlear implantation in children with additional developmental disabilities. Int J Audiol. 2014；53：587-594.

10) Palmieri M, et al. Evaluating benefits of cochlear implantation in deaf children with additional disabilities. Ear Hear. 2012；33：721-730.

11) Zaidman-Zait A, et al. Cochlear implantation among deaf children with additional disabilities：parental perceptions of benefits, challenges, and service provision. J Deaf Stud Deaf Educ. 2015；20：41-50.

12) Beer J, et al. Auditory skills, language development, and adaptive behavior of children with cochlear implants and additional disabilities. Int J Audiol. 2012；51：491-498.

13) 鄭　仁豪．新学習指導要領に示される聴覚障害の状態等に応じた言語活動の充実〜人工内耳装用児に対する全国調査と実践研究に戻づいて〜　特別支援教育に関する教職員等の資質向上事業（新学習指導要領にむけた実践研究）研究成果報告書（中間報告）令和 2 年 3 月．

14) 文部科学省初等中等教育局特別支援教育課．通常の学級に在籍する発達障害の可能性のある特別な教育的支援を必要とする児童生徒に関する調査結果について．平成 24 年 12 月 5 日．
https://www.mext.go.jp/a_menu/shotou/tokubetu/material/__icsFiles/afieldfile/2012/12/10/1328729_01.pdf

15) 大鹿綾，他．学習面・行動面に著しい困難のある聴覚障害児の類型に関する一考察．特殊教育学研究．2010；47：281-294.

16) Dammeyer J, et al. Childhood Hearing loss：Impact on parents and family life. Int J Pediatr Otorhinolaryngol. 2019；120：140-145.

17) 大島美絵，他．難聴乳幼児を育てる母親の育児ストレスに関する検討．Audiol Jpn. 2018；61：254-261.

18) Whicker JJ, et al. Parent challenges, perspectives ad experiences caring for children who are deaf or hard-of-Hearing with other disabilities：a comprehensive review. Int J Audiol. 2019；58：5-11.

19) 文部科学省：発達障害を含む障害のある幼児児童生徒に対する教育支援体制整備ガイドライン〜発達障害等の可能性の段階から，教育的ニーズに気付き，支え，つなぐために〜．p.29-32，平成 29 年 3 月．

第3章

解説
III-4　**遺伝子変異を伴う難聴例の診断・治療・療育での注意点**

背景

　疫学調査の結果によると，先天性難聴あるいは小児期発症の難聴の 60～70％に遺伝子が関与することが推測されており[1]，遺伝子変異は病因として最も多い。特に，少子化の進んでいる我が国においては，同胞に罹患者（家族歴）のない孤発例が増加しているため，家族歴の有無にかかわらず最も可能性が高いのが遺伝性難聴であると考えて診療にあたることが必要である。

　我が国では，今世紀に入って新生児聴覚スクリーニング検査の普及により，生後 1 週間以内に難聴の発見が可能となってきたが，スクリーニング検査であるため偽陽性も多く，正確な聴力評価には聴性脳幹反応（ABR）や聴性定常反応（ASSR）など複数の聴覚検査を繰り返し行う必要がある。これらの各種聴覚検査に遺伝学的検査を組み合わせて行うことにより，聴力型や重症度を予測することが可能となるため，より早期に正確な診断が可能となってきている。

　2012 年 4 月の診療報酬改定で先天性難聴の「遺伝学的検査」が保険収載され，臨床の現場で広く診断ツールとして遺伝学的検査が利用されるようになった。その結果，年間 1,400 例程度の検査が実施されている。主として難聴のみを症状として呈する非症候群性難聴の原因として現在までに 100 種類を超える原因遺伝子が報告されている。また，2014 年に改定された日本耳鼻咽喉科学会の「小児人工内耳適応基準」においても例外的適応基準として「既知の，高度難聴を来しうる難聴遺伝子変異を有しており，かつ ABR 等の聴性誘発反応および聴性行動反応検査にて音に対する反応が認められない場合。」と定められており，遺伝学的検査が人工内耳（CI）の適応判断の材料として活用されるなど重要性が増している。

解説

　遺伝性難聴は，上述の非症候群性難聴と，難聴以外に種々の症状を随伴する症候群性難聴の 2 つに分類される。遺伝性難聴のうち約 30％を占めるとされる症候群性難聴では，難聴に合併する症状から診断可能な場合も多く，遺伝学的検査を行わなくても確定診断に至る場合も多い。ただし，アッシャー症候群のように随伴症状が遅発的に発現する疾患では，生下時には難聴だけの症状であるため，10 歳前後で網膜色素変性症を呈するまでは臨床所見的には非症候群性難聴と区別することは困難である[2]。

　一方，遺伝性難聴のうち約 70％を占める非症候群性難聴の原因遺伝子は非常に遺伝的異質性が高い。また，遺伝形式に関しても，常染色体優性遺伝形式（AD），常染色体劣性遺伝形式（AR），X 連鎖遺伝形式，母系遺伝形式とすべての遺伝形式をとる。

　以下に，遺伝子検査の利点，各遺伝子の特徴や遺伝子変異を伴う先天性難聴の療育での注

意点などを述べる。

1. 遺伝子検査の利点

1）聴力型，重症度，難聴の進行性の有無の予測

　難聴の原因として最も頻度の高い *GJB2* 遺伝子の場合，変異の種類によって難聴の程度が異なることが知られているため[3]，聴覚検査に遺伝学的検査を組み合わせることで，より早期に難聴の程度を確定することが可能となる。また，原因となる遺伝子変異の種類により聴力像が異なることが知られているため，遺伝学的検査を行うことによりあらかじめ聴力像を予測することが可能である（**表 3-3**）。*CDH23*，*KCNQ4*，ミトコンドリア遺伝子 m.1555A>G 変異による難聴の場合には，高音障害型感音難聴となる例が多い[4,5]。

　また，通常の聴力検査では，長期的に聴力のフォローを行う以外に難聴の進行や変動の有

第3章

表 3-3　主な難聴の原因遺伝子と臨床的特徴

遺伝子名	遺伝形式	特徴的聴力像	その他の特徴など	人工内耳の効果
GJB2	AR（稀に AD）	高音漸傾型〜水平型の高度〜重度難聴	・先天性難聴の最も頻度が高い原因 ・p.V37I 変異の関与では軽度〜中等度難聴	良好
SLC26A4	AR	高音漸傾型の進行性難聴	・めまいを伴う変動性の進行性難聴 ・低音部に気骨導差（＋） ・前庭水管拡大（EVA）を伴う ・時にペンドレッド症候群（甲状腺腫伴う）	良好
CDH23	AR	高音漸傾型〜急墜型の進行性難聴	・変異の種類により遅発性難聴 ・変異の種類によりアッシャー症候群	良好
OTOF	AR	水平型の重度難聴	・Auditory Neuropathy Spectrum Disorder（ANSD） ・OAE は生後 1〜2 年で消失する場合が多い	ANSD のうちでは良好
MYO15A	AR	水平型の重度難聴 高音漸傾型の進行性難聴	・左記の二つの病態がある	良好
MYO7A	AD（稀に AR）	高音漸傾型の進行性難聴（AD） 水平型の重度難聴（AR）	・AD では水平型〜高音漸傾型の進行性難聴，低音障害型の例もある ・変異の種類によりアッシャー症候群を発症	
ACTG1	AD	高音漸傾型〜急墜型の進行性難聴		EAS の適応例あり
COCH	AD	高音漸傾型〜水平型の進行性難聴	・反復するめまい（＋），成人後発症の例が多い	
KCNQ4	AD	高音漸傾型〜急墜型の進行性難聴	・高音急墜型では低音部の聴力は比較的保たれる	
TECTA	AD（稀に AR）	皿型の進行性難聴 高音漸傾型の進行性難聴	・変異の部位により異なる聴力像 ・AR では高度〜重度難聴の例あり	
TMPRSS3	AR	高音漸傾型〜急墜型の進行性難聴		EAS の適応例あり
WFS1	AD	低音障害型の進行性難聴	・まれに視神経萎縮，糖尿病を合併	

AD：常染色体優性遺伝，AR：常染色体劣性遺伝，EAS：残存聴力活用型人工内耳，OAE：耳音響放射

無を予測することは困難であるが，遺伝学的検査により難聴の進行や変動の有無を予測することが可能である。例えば，日本人難聴患者に 2 番目に多い *SLC26A4* 遺伝子変異による難聴ではめまい発作を伴い，変動しながら難聴が増悪することが明らかとなっている[6,7]。また，*CDH23*，*KCNQ4*，*TECTA*，*WFS1*，ミトコンドリア遺伝子変異による難聴も進行性の難聴を呈することが知られている[4,5,8,9]。遺伝学的検査により進行性の難聴を呈する原因遺伝子変異が同定された場合には，定期的に聴力を測定するとともに，補聴器（HA）の調整を行い，十分な聴取能を確保することが必要である。また，高度難聴への進行が予測される場合には，将来的に CI を視野に入れた経過観察が必要となる。

2）随伴症状の予測

　症候群性難聴では，難聴以外に筋骨格系，腎尿路系，神経系，視覚障害，色素異常，代謝異常や奇形などを伴う疾患が多数報告されているため，難聴に随伴する他の症状より比較的容易に確定診断可能である。また，*MYO7A*，*CDH23*，*PCDH15* などの遺伝子は非症候群性難聴の原因であるだけでなく，先天性高度難聴に遅発性の網膜色素変性症を伴うアッシャー症候群の原因遺伝子であることが知られている。

2. 各難聴遺伝子と難聴の特徴，CI の効果など

　以下に各難聴遺伝子変異とそれによる難聴の特徴，CI の効果等の概要を記載する。

1）*GJB2* 遺伝子

　GJB2 遺伝子は先天性難聴の原因として最も頻度の高い原因遺伝子である。難聴は高音漸傾型〜水平型の難聴が多く，進行しないことが多い。原因遺伝子変異の種類により難聴の程度が異なる遺伝子型—表現型の相関があることが知られている[3]。大部分は常染色体劣性遺伝形式をとるが（*DFNB1A*），稀に常染色体優性遺伝形式をとる（*DFNA3A*）例も認められる。

　障害部位が内耳に限局されることより，CI の装用効果は一般的に良好である[10]。*GJB2* 遺伝子変異による高度〜重度難聴例には早期に CI を実施することが推奨される。

2）*SLC26A4* 遺伝子

　SLC26A4 遺伝子は前庭水管拡大（EVA）を伴う難聴の原因遺伝子である。めまい発作を繰り返すのが特徴であり，聴力変動を伴いながら徐々に進行する高音漸傾型の難聴を呈する[6,7]。また低音部に気導・骨導差を認める例が多い。他の随伴症状として，遅発的に甲状腺腫を伴い Pendred 症候群となる症例もあるため，甲状腺機能を含めた経過観察が重要である。

　難聴は進行性であるため，定期的に聴力検査を行い，HA の調整を行うことが必要である。難聴が高度になった場合には CI 実施を推奨する。EVA があるため，CI 手術時に外リンパ液（脳脊髄液）が拍動的に漏出する例があるが[11,12]，一般的に CI の装用効果は良好である[10]。

3）*CDH23* 遺伝子

　CDH23 遺伝子は日本人の難聴患者に比較的多く認められる原因遺伝子であり，低音部に

残存聴力を有する高音漸傾型〜急墜型の進行性難聴を呈するのが特徴である[4,13]。変異の部位・種類により成人発症の難聴を呈する例もある[4]。

　また遅発的に網膜色素変性症を発症するアッシャー症候群となるケースもあり[14]，その場合には前庭機能障害を伴う。アッシャー症候群では 10 歳前後で夜盲を自覚するまでは視覚症状に気がつかない場合が多い。遺伝学的検査を行うことで網膜色素変性症を予測可能となるため，眼科的精査を行うとともに，早期から両側 CI を行うなど将来の視覚障害に対応するために聴覚を積極的に活用するなどの治療計画を立てることが可能となる[2]。

　一般的に CI の装用効果は良好である。また，低音部に残存聴力を有する例では残存聴力活用型 CI（Electro-acoustic stimulation：EAS）のよい適応となり，その装用効果は良好である[10,15]。

4）*OTOF* 遺伝子

OTOF 遺伝子は Auditory Neuropathy Spectrum Disorder（ANSD）の主要な原因のひとつである。出生直後は ABR 無反応，OAE 正常の典型的な ANSD の臨床像を呈するが，OAE は生後 1〜2 歳までに消失し，通常の感音難聴と区別がつかなくなる[16]。

　見かけ上は ANSD の臨床像を呈するものの，本遺伝子変異の例では実際の障害部位は内耳に限局されており，CI の効果は良好であるとする報告が多い[10,17,18]。生下時より両側重度難聴の例が多いため，早期の CI が推奨される。

5）*MYO15A* 遺伝子

　CI 装用患者に比較的多く認められる原因遺伝子であり，先天性の重度難聴を呈するケースと，高音障害型の進行性難聴を呈するケースの 2 タイプが存在する[19,20]。障害部位が内耳に限局されることから良好な CI の成績が期待できる原因遺伝子であり[10,20]，難聴が高度〜重度の場合には，早期の CI が推奨される。

3．遺伝子変異を伴う先天性難聴の療育での注意点

1）倫理的問題

　遺伝子変異とそれに伴う疾患は周知のように患児およびその家族や血縁者にとっては時に社会的差別にもつながる重大な個人情報であるため，遺伝学的検査，診療は細心の注意を払って，その個人情報の守秘や差別的言動，行為を避けることが重要である。これらの注意点は主に医師の診療時に最も留意されるべきことで，また遺伝学的検査は難聴児を療育する時期にはすでに十分な配慮とともに行われていることがほとんどであるが，先天性難聴児の療育にあたるスタッフも知っておいたほうが良いことがある。

　以下にいくつかの倫理的注意点を挙げる。

第3章

(1) 血縁者への影響

　　検査結果が血縁者に影響を与える可能性は常にあり，医師や遺伝カウンセラーによる事前の説明は必須である。

(2) 患児の社会的に不利益な扱いにつながるリスク

　　難聴という症状は生活環境の中で自然に周囲に知られることが多いが，その遺伝性や随伴症状などの情報の漏洩は患児の社会的差別につながる可能性は十分にあるため，診療，療育に必要な範囲外への情報提供は本人，家族の同意と十分な注意が必要である。

(3) 発症前診断（遺伝性疾患の発症前に将来の発症の可能性の診断）

　　例えば，進行性の難聴を持つ子どもの保護者から，難聴児の弟妹の将来の同疾患の発症の可能性を聞かれた場合には，その調査には家族・近親者の遺伝子情報が必要な場合があるなど，家系内の問題として対応する必要があるため，主治医との相談なしに安易な回答は避けるべきである。

(4) 出生前診断

　　第1子が難聴を持つ母親が妊娠して生まれてくる第2子の難聴の有無を知りたいと出生前診断を行うことは，深刻な倫理的問題，すなわち選択的中絶につながる可能性があるため，これも安易な回答は避けるべきである。

　このようなことから，難聴療育スタッフを含めた医療従事者が原則守るべきことは，以下の2点である。

①本人以外の第三者から検査結果の開示を求められた場合には，患児やその保護者の同意なしには開示しないこと（雇用主，学校，保険会社など）。
②対象児やその保護者には，遺伝子検査でもたらしうる利益・不利益について説明する程度にとどめ，安易に推奨等は行わず，主治医に相談することが重要である。

2）実際の療育にあたっての戦略

　遺伝子変異による感音難聴の中にも聴覚路の様々な部位が異なる機序によって障害される疾患があり，それにより療育に際して注意を要する，あるいは参考にすべき特徴的病態がある。以下にそれらを解説する。

(1) 遺伝子変異によりCI後の語音聴取成績が異なることがある。現在までに難聴の原因として報告されている遺伝子の大部分は内耳に障害部位が限定されており，CIは有効である場合が多いと考えられている（表3-3）。一方，蝸牛神経に発現する遺伝子による難聴や*OTOF*以外の遺伝子によるANSDでは，CIの効果が限定的であることがわかっている。また，内耳奇形や発達障害を伴う場合も効果が限定的となる可能が考えられる。Wuらは，CI装用患者を装用成績良好な群と装用成績不良な群の2群に分け，

原因遺伝子との相関を調べた結果，CI 成績が不良な群に *DFNB59* 遺伝子変異症例と *PCDH15* 遺伝子変異症例が認められたことを報告している[21]。

(2) 小児期には健聴あるいは軽～中等度難聴だが，進行性のため次第に聴力が悪化して高度・重度難聴を来して CI の適応となる例がある。進行性難聴の病態を持つ可能性があるのは，*SLC26A4*，*CDH23*，*MYO15A*，*MYO7A*，*ACTG1*，*COCH*，*KCNQ4*，*TECTA*，*TMPRSS3*，*WFS1* などの遺伝子変異である（**表 3-3**）。

(3) 高音急墜型の難聴で通常の CI より EAS がより良い適応となる場合がある。その可能性がある遺伝子変異は *ACTG1*，*KCNQ4*，*TMPRSS3* などである（**表 3-3**）。最近の報告では *CDH23* 遺伝子，*MYO15A* 遺伝子，*MYO7A* 遺伝子など聴毛（stereocilia）に発現する遺伝子変異による難聴の場合，EAS 術後の低音部の聴力の残存率が良いことが報告されている[22]。

(p.127：**解説Ⅲ-7 参照**)

参考文献

1) Morton CC, et al. Newborn hearing screening--a silent revolution. N Eng J Med. 2006；354：2154-2164.

2) Yoshimura H, et al. An Usher syndrome type 1 patient diagnosed before the appearance of visual symptoms by *MYO7A* mutation analysis. Int J Pediatr Otorhinolaryngol. 2013；77：298-302.

3) Tsukada K, et al.；Deafness Gene Study Consortium. A large cohort study of *GJB2* mutations in Japanese Hearing loss patients. Clin Genet. 2010；78：464-470.

4) Miyagawa M, et al. Prevalence and clinical features of Hearing loss patients with *CDH23* mutations：a large cohort study. PLoS One. 2012；7：e40366.

5) Lu SY, et al. Factors that affect hearing level in individuals with the mitochondrial 1555A.G mutation. Clin Genet. 2009；75：480-484.

6) Suzuki H, et al. Clinical characteristics and genotype-phenotype correlation of Hearing loss patients with *SLC26A4* mutations. Acta Otolaryngol. 2007；127：1292-1297.

7) Miyagawa M, et al.；Deafness Gene Study Consortium. Mutation spectrum and genotype-phenotype correlation of Hearing loss patients caused by *SLC26A4* mutations in the Japanese：a large cohort study. J Hum Genet. 2014；59：262-268.

8) Yasukawa R, et al. The Prevalence and Clinical Characteristics of *TECTA*-Associated Autosomal Dominant Hearing Loss. Genes（Basel）. 2019；10：744.

9) Kobayashi M, et al. *WFS1* mutation screening in a large series of Japanese Hearing loss patients：Massively parallel DNA sequencing-based analysis. PLoS One. 2018；13：e0193359.

10) Usami SI, et al. Cochlear Implantation from the Perspective of Genetic Background. Anat Rec（Hoboken）. 2020；303：563-593.

11) Kim BG, et al. Enlarged cochlear aqueducts：a potential route for CSF gushers in patients with enlarged vestibular aqueducts. Otol Neurotol. 2013；34：1660-1665.

12) Yamazaki H, et al. *SLC26A4* p.Thr410Met homozygous mutation in a patient with a cystic cochlea and an enlarged vestibular aqueduct showing characteristic features of incomplete partition type I and II. Int J Pediatr Otorhinolaryngol. 2014；78：2322-2326.

13) Usami S, et al. Genetic background of candidates for EAS（Electric-Acoustic Stimulation）. Audiological Medicine. 2010；8：28-32.

14) Astuto LM, et al. *CDH23* mutation and phenotype heterogeneity：a profile of 107 diverse families with Usher syndrome and nonsyndromic deafness. Am J Hum Genet. 2002；71：262-275.

15) Usami S, et al. Patients with *CDH23* mutations and the 1555A＞G mitochondrial mutation are good

第3章

candidates for electric acoustic stimulation（EAS）. Acta Otolaryngol. 2012；132：377-384.

16）Azaiez H, et al. *OTOF*-Related Deafness. In：GeneReviews®［Internet］. University of Washington, Seattle. 2008［updated 2021］.

17）Rouillon I, et al. Results of cochlear implantation in two children with mutations in the *OTOF* gene. Int J Pediatr Otorhinolaryngol. 2006, 70：689-696.

18）Wu CC, et al. Genetic characteristics in children with cochlear implants and the corresponding auditory performance. Laryngoscope. 2011, 121：1287-1293.

19）Miyagawa M, et al. Mutations in the *MYO15A* gene are a significant cause of nonsyndromic Hearing loss：massively parallel DNA sequencing-based analysis. Ann Otol Rhinol Laryngol. 2015；124 Suppl 1：158S-168S.

20）Chang MY, et al. Identification and Clinical Implications of Novel *MYO15A* Mutations in a Non-consanguineous Korean Family by Targeted Exome Sequencing. Mol Cells. 2015；38：781-788.

21）Wu CC, et al. Identifying Children with Poor Cochlear Implantation Outcomes Using Massively Parallel Sequencing. Medicine（Baltimore）. 2015；94：e1073.

22）Yoshimura H, et al. Genetic testing has the potential to impact Hearing preservation following cochlear implantation. Acta Otolaryngol. 2020；140：438-444.

解説 Ⅲ-5	先天性サイトメガロウイルス感染症による 難聴例での療育の注意点

背景

　先天性サイトメガロウイルス（CMV）感染症では8～65％に難聴が生じる[1-5]。難聴は両側性が多いが一側性もあり，程度も軽度～重度難聴まで幅広く，遅発性の発症や変動を示す症例もあるなど多彩である[4]。難聴を伴う症例には，必要に応じて補聴器（HA）装用や人工内耳（CI）を行うが，重複障害を伴うことも少なくないため，各症例に合わせた療育が必要といえる。

解説

　CMV感染症へのCIに関するシステマティックレビューは，2011年のShinら[1]による報告に加え，近年の2つの報告がある[2,3]。Kraaijengaら[2]は，2017年5月までの6,113報告から30報告を，Fletcherら[3]は2016年6月までの1,870報告から36報告を選択し，そのうちCIの結果についてはそれぞれ12報告，11報告ずつを対象としている。

1. CMVと非CMVの比較

　いずれの報告も，CMVに対しCIは一定の効果が得られたとしている。しかし，CMVと非CMVを比べた結果では，CMVの結果が劣るとするもの[6-13]，変わらないとするもの[14-18]，コントロール群がないもの[19,20]がある。

1）CMVの方が劣るとする報告

　Inscoeら[6]は，16例のCMVのうち3例にみられたASD（自閉症スペクトラム障害）を伴う症例でCI術後成績が悪いことを報告し，Ciorbaら[7]も認知障害があるCMV症例ではGJB2遺伝子変異による難聴に比べ発語や言語理解が遅いことを指摘した。Yoshidaらは4例[8]および16例[13]のCMV症例の観察で難聴以外の神経発達障害がある症例，Malikら[9]は11例中4例に認められた認知障害につながる中枢神経障害がある症例，Ferreiraら[12]は11例中7例にみられた認知障害がある症例でCMVの成績が悪かったことを報告している。Yamazakiら[10]は，CMVで聴覚域値は非CMVと同程度改善したが，重複障害を有する症例において成績が悪く，PDD（広汎性発達障害）を伴う2例では有意に成績が悪かったことを報告し，Blackら[11]は統計学的検討を行っていないが2例のCMVで非CMVよりも成績が悪かったとしている。

2）変わらないとする報告

　Iwasakiら[14]は合併症のないCMVを調べ，成績に差がないことを報告した。Karltorpら[18]やMatsuiら[16]も，CMV群，非CMV群ともに合併症がある症例で比較し，後者では統計学的有意差もなかったとしている。Philipsら[15,17]は，2回の報告とも合併症があるCMV群でも差がないとしたが，非CMV群に合併症があったかどうかは記載されていない。

2.　非症候群性と非 CMV の比較

　　1 の結果から，合併症を伴う症例では成績が悪くなることが考えられるが，難聴以外の症状がない CMV（非症候性 CMV）のみを非 CMV と比較した主な報告は 4 つある。Ciorbaら[7] は，4 例の非症候性 CMV と 7 例の GJB2 遺伝子変異による難聴を比べ発語や言語理解に差がないことを，Iwasaki ら[14]，Yamazaki ら[10]，Philips ら[15] らはそれぞれ 2 例，2 例，5 例の非症候性 CMV と非 CMV 群を比べ言語理解に差がないことを報告した。これらをみると，非症候性 CMV に限れば，非 CMV 群より悪いという報告は皆無である。

3.　CI 術後経過観察期間と成績

　　6 つの報告[6-10,12] では CMV と非 CMV の差を報告したが，1 点のみの評価[6,10,12] や 2 年未満の短期間での報告[7-10] が多く，CMV 群と非 CMV 群で差がなかったとしている 5 つの報告は，すべて 2 年以上の経過観察を行っていた[14-18]。長期の経過をみた報告としては，Inscoe ら[6] による 1〜4 年の評価により最終段階で 38％の症例で非 CMV に比べて結果が悪かったとする報告と，Yoshida ら[13] による平均 7.8 年での CMV16 例の評価により CI 成績が良い症例と効果が限定的な症例の二極化がみられたとする報告がある。

　　CMV では，感音性難聴の他にも，肝炎，視力障害，発達障害，てんかんなどの重複障害がみられることも少なくない。これらは少なからず難聴に対する療育に影響を与え，特に知的障害，ASD，注意欠如・多動性障害，運動障害などの総称である神経発達障害を伴う症例ではより影響が大きくなり，これらを伴う症例では CI の術後成績が悪いことが示されている。さらに，CMV による難聴は遅発性発症や変動がみられたり，10 歳台半ばでも進行したりすることがより療育を複雑にしている[4]。重度の重複障害を伴う症例では，難聴の程度を判断することすら困難なこともあり，HA や CI のフィッティングは注意深く患児の反応をみながら行うことが必要となる。また，装用による効果が一定のレベルに達するには時間がかかること，装用後も言語発達遅滞がすべて難聴によるものとは限らないこと，長期の療育が必要になることを家族に説明し，患者の状態に応じた療育内容と言語訓練の必要性を理解してもらうことが大切といえる。

参考文献

1) Shin JJ, et al. Medical and surgical interventions for Hearing loss associated with congenital cytomegalovirus：a systematic review. Otolaryngol Head Neck Surg. 2011；144：662-675.
2) Kraaijenga VJC, et al. Cochlear implant performance in children deafened by congenital cytomegalovirus-A systematic review. Clin Otolaryngol. 2018；43：1283-1295.
3) Fletcher KT, et al. The Natural History and Rehabilitative Outcomes of Hearing Loss in Congenital Cytomegalovirus：A Systematic Review. Otol Neurotol. 2018；39：854-864.
4) Goderis J, et al. Hearing loss and congenital CMV infection：a systematic review. Pediatrics. 2014；134：972-982.
5) Kim BJ, et al. Characterization of Detailed Audiological Features of Cytomegalovirus Infection：A Composite Cohort Study from Groups with Distinct Demographics. Biomed Res Int. 2018；2018：

7087586.

6）Inscoe JMR, et al. Cochlear implantation in children deafened by cytomegalovirus；speech perception and speech intelligibility outcomes. Otol Neurotol. 2004；25：479-482.

7）Ciorba A, et al. Rehabilitation and outcome of severe profound deafness in a group of 16 infants affected by congenital cytomegalovirus infection. Eur Arch Otorhinolaryngol. 2009；266：1539-1546.

8）Yoshida H, et al. Cochlear implantation in children with congenital cytomegalovirus infection. Otol Neurotol. 2009；30：725-730.

9）Malik V, et al. Outcome of cochlear implantation in asymptomatic congenital cytomegalovirus deafened children. Laryngoscope. 2011；121：1780-1784.

10）Yamazaki H, et al. Cochlear implantation in children with congenital cytomegalovirus infection accompanied by psycho-neurological disorders. Acta Otolaryngol. 2012；132：420-427.

11）Black J, et al. Defining and evaluating success in paediatric cochlear implantation an exploratory study. Int J Pediatr Otorhinolaryngol. 2012；76：1317-1326.

12）Ferreira R, et al. Results of cochlear implantation in children with congenital cytomegalovirus infection versus GJB2 mutation. J Hear. Sci. 2015；5：36-41.

13）Yoshida H, et al. Long-term Outcomes of Cochlear Implantation in Children with Congenital Cytomegalovirus Infection. Otol Neurotol. 2017；38：e190-e194.

14）Iwasaki S, et al. Cochlear implant in children with asymptomatic congenital cytomegalovirus infection. Audiol Neurootol. 2009；14：146-152.

15）Philips B, et al. Cochlear implantation in infants deafened by congenital cytomegalovirus. Cochlear Implants Int. 2010；11 Suppl 1：199-203.

16）Matsui T, et al. Outcome of cochlear implantation in children with congenital cytomegalovirus infection or GJB2 mutation. Acta Otolaryngol. 2012；132：597-602.

17）Philips B, et al. Cochlear implants in children deafened by congenital cytomegalovirus and matched Connexin 26 peers. Int J Pediatr Otorhinolaryngol. 2014；78：410-415.

18）Karltorp E, et al. Impaired balance and neurodevelopmental disabilities among children with congenital cytomegalovirus infection. Acta Paediatr. 2014 ；103：1165-1173.

19）Laccourreye L, et al. Speech perception, production and intelligibility in French-speaking children with profound Hearing loss and early cochlear implantation after congenital cytomegalovirus infection. Eur Ann Otorhinolaryngol. Head Neck Dis. 2015；132：317-320.

20）Lee DJ, et al. Effects of cytomegalovirus（CMV）related deafness on pediatric cochlear implant outcomes. Otolaryngol Head Neck Surg. 2005；133：900-905.

第3章

解説
Ⅲ-6 **髄膜炎による難聴例の療育での注意点**

背景

　　髄膜炎後の難聴では蝸牛の骨化，中枢神経障害の合併など通常の先天性難聴例と異なる病態が存在する。人工内耳（CI）術後の成績については，先天性難聴と比較すると有意な差はないという報告も一部にはあるが[1]，先天性難聴に対するCIに比べて多くの場合効果が低いことがいわれている[2-5]。髄膜炎後の難聴例のCIの適応決定や手術法の報告は見られるが，CI術後の療育に関する解説はほとんどみられない。

解説

　　髄膜炎後の難聴の特徴を考慮すると，CI後の療育においても特別な配慮が必要な場合がある。具体的な要因としては以下の3点が主に挙げられる。

1. 蝸牛骨化に関連する問題

　　髄膜炎後に蝸牛が骨化するとCI挿入の際に蝸牛の削開が必要となり，電極が部分挿入に終わる場合がある。さらに病理学的な検討で，骨化の程度とらせん神経節の変性に相関があるとも報告されている[6]。髄膜炎後の難聴児で蝸牛の骨化がなかった症例ではCI術後にOpen Setでの聴取が70%で可能となったのに対して，蝸牛の骨化があった症例では38.8%に過ぎず，支援学校への進学が有意に多かったという報告や[2]，電極の部分挿入例では完全挿入例に比べて聴取能の向上に時間がかかり，最終的な成績も不良であったという報告がある[3]。さらに電極が挿入できた例でも，蝸牛骨化により術中の蝸牛神経の電気刺激検査（NRT；コクレア社，ART；メドエル社，NRI；バイオニクス社など）での閾値が高く反応が明瞭でなく，術後にTレベル，Cレベルを決定する際の参考にならず，T，Cレベルを一律に決定するのが難しいこともある。一方，同報告の中で蝸牛骨化の7名中4例はOpen setでの聴取が可能となり，うち一例は挿入できた電極は8個のみであったとも示しており，このことは骨化・部分挿入が必ずしも聴取不良というわけではないことを示唆している。Tokatら[7]もCIを施行した27名の髄膜炎後の難聴例中9例で蝸牛の骨化があり電極は部分挿入になったが，術後の聴取成績や言語成績は骨化のない症例と有意差がなかったと報告している。このように他の原因の難聴と比べて，CI術後の機器調整が難しい例や語音聴取成績は悪い例がしばしばみられるが，全例ではないので先入観は持たずに機器調整，療育を進めることが重要である。

2. 中枢神経障害に関連する問題

　　Inoscoeら[8]はアンケート形式で540名のCI術後患者に重複障害の有無を聴取したところ，コネキシン遺伝子（*GJB2*遺伝子）異常による難聴者では重複障害はほとんど認めなれなかったのに対して，髄膜炎後の難聴者ではてんかん・自閉などの重複障害が多いと報告し

ており，髄膜炎に伴う中枢神経の障害の可能性を考慮する必要がある。中枢神経症状がある場合は術後の聴取成績および言語成績は低くなると報告されており[8-12]，療育においては画一的にならず個々の症例に応じて決定していくべきである。

3.　内耳奇形

　子どもの髄膜炎では，内耳奇形のために内耳道から中耳に脳脊髄液漏が生じていて上気道炎から中耳炎を介して髄腔への感染が生じるケースが時にあり[13,14]，そのような例では髄膜炎を反復することが多いため，CI術後のMappingの経過中も発熱などに伴って聞き取りが悪くなることがないか，気をつける必要がある。

　内耳奇形に起因する髄膜炎の場合，内耳奇形の存在でCIによる聴取が不良となることも多々ある。術後成績が不良な場合，聴取能の向上のため両側の施行も一つの手段ではあるが，蝸牛神経の欠損があるなど内耳奇形の程度によっては効果が期待できないこともあるので[15]，患者・家族および医療者・保護者間で十分協議の上，適応を決定することが必要である。

4.　その他

　髄膜炎後の難聴は髄腔の炎症の内耳波及による内耳炎が原因であるため，難聴に加えて平衡機能障害を併発することがある。髄膜炎後にふらつきのあった子ども37名を調べたところ，29名が歩行の時期が遅くなり，うち16名が前庭機能廃絶であったと報告されている[16]。平衡機能は聴力レベルに相関するともいわれ，髄膜炎に伴う両側難聴では平衡機能の低下があることも念頭において療育を行う必要があろう。

まとめ

＊CI術後Mapping困難例や語音聴取成績不良例はしばしばあるが，全例ではないので先入観は持たずにMapping，Follow-upを進めるほうがよい。

＊脳脊髄液漏を伴う高度内耳奇形例もあり，CI術後も髄膜炎の反復や聞き取り成績の悪化に注意が必要である。また語音聴取成績が悪い場合には患者・家族・医療・療育関係者間で十分協議の上で可能なら両側CIも考慮してもよい。

＊しばしば随伴する平衡機能障害に注意を要する。

参考文献

1）Nikolopoulos TP, et al. Does cause of deafness influence outcome after cochlear implantation in children? Pediatrics. 2006；118：1350-1356.

2）Liu CC, et al. The Impact of Postmeningitic Labyrinthitis Ossificans on Speech Performance After Pediatric Cochlear Implantation. Otol Neurotol. 2015；36：1633-1637.

3）Rotteveel LJC, et al. Three-year follow-up of children with postmeningitic deafness and partial cochlear implant insertion. Clin Otolaryngol. 2005 Jun；30：242-248.

4）Philippon D, et al. Cochlear implantation in postmeningitic deafness. Otol Neurotol. 2010；31：83-87.

5）El-Kashlan HK, et al. Cochlear implantation in prelingually deaf children with ossified cochleae. Otol Neurotol. 2003；24：596-600.

6）Nadol JB Jr, et al. Histopathologic correlation of spiral ganglion cell count and new bone formation in the cochlea following meningogenic labyrinthitis and deafness. Ann Otol Rhinol Laryngol 1991；100：712-716.

7）Tokat T, et al. Cochlear Implantation in Postmeningitic Deafness. J Craniofac Surg. 2018；29：e245-e248.

8）Inscoe JR, et al. Additional difficulties associated with aetiologies of deafness：outcomes from a parent questionnaire of 540 children using cochlear implants. Cochlear Implants Int. 2016；17：21-30.

9）Bille J, et al. Cochlear implant after bacterial meningitis. Pediatr Int. 2014；56：400-405.

10）Teissier N, et al. ［Audiophonological evaluation of 16 children fitted with cochlear implants for sensorineural hearing loss induced by bacterial meningitis］［Article in French］. Arch Pediatr. 2013；20：616-623.

11）Francis HW, et al. Effects of central nervous system residua on cochlear implant results in children deafened by meningitis. Arch Otolaryngol Head Neck Surg. 2004；130：604-611.

12）Isaacson JE, et al. Learning disability in children with postmeningitic cochlear implants. Arch Otolaryngol Head Neck Surg. 1996；122：929-936.

13）Hultcrantz M, et al. Congenital malformation of the inner ear and recurrent meningitis. A case report. ORL J Otorhinolaryngol. Relat Spec. 1996；58：333-337.

14）Torkos A, et al. Recurrent bacterial meningitis after cochlear implantation in a patient with a newly described labyrinthine malformation. Int J Pediatr Otorhinolaryngol. 2009；73：163-171.

15）Zhang Z, et al. Cochlear implantation in children with cochlear nerve deficiency：a report of nine cases. Int J Pediatr Otorhinolaryngol. 2012；76：1188-1195.

16）Wiener-Vacher SR, et al. Vestibular impairment after bacterial meningitis delays infant posturomotor development. J Pediatr. 2012；161：246-251. e1.

| 解説 Ⅲ-7 | 高音急墜型感音難聴例の診断・治療・療育での注意点 |

背景

　高音急墜型感音難聴は，高音部が高度～重度難聴であるのに対し低音部は正常～中等度難聴という聴力像を呈する難聴のことである。以前は，低音部に残存聴力を有する高音急墜型難聴の場合，音に対する反応が認められることから難聴発見が遅れる傾向にあったが，新生児聴覚スクリーニング（新スク）の普及により，早期に難聴が発見されるようになった。

　一方，新スクに用いられる AABR や，その後の精密検査で用いられる ABR は 4,000 Hz 付近の高音部の聴力を測定しており，依然として低音部に残存聴力を有するかどうかを判別できないという問題がある。また高音急墜型難聴の場合，高音部の聴取が不良であることより，語音弁別能の不良，構音障害を引き起こし発話明瞭度の低下を生じるため，コミュニケーション上の大きな障害となる。

　2014 年に改定された日本耳鼻咽喉科学会の「小児人工内耳適応基準」[1] においては，例外的適応基準として「低音部に残聴があるが 1 kHz～2 kHz 以上が聴取不能であるように子音の構音獲得に困難が予想される場合」と定められている。

解説

　以下に，診断，治療，療育におけるポイントをまとめた。

1. 診断の流れ

　前述のように，高音急墜型難聴も新スクの普及により早期発見が可能となったが，新スクの実施率は地域ごとに異なっており，必ずしも 100%ではないため，難聴が遅れて見つかるケースもあるため注意が必要である。

　乳幼児が低音部に残存聴力を有するかどうかの判断には ASSR などの低音部を検査可能な他覚的聴力検査，聴性行動反応聴力検査（BOA），条件詮索反応聴力検査（COR）等の聴力検査を組み合わせて行い，聴力を確定する必要がある。また，これらの検査を定期的に実施し，再現性を見ながら聴力閾値を確定していくことが必要である。さらに遺伝学的検査を行い原因遺伝子を特定することができれば，残存聴力活用型人工内耳（EAS）の適応となる高音急墜の聴力型を推定する上で参考となる情報が得られる場合がある。

2. 遺伝学的検査に関して

　難聴の原因遺伝子の種類により難聴の程度，重症度が異なるため，遺伝学的検査の結果と聴力検査の結果を組み合わせることで早期に聴力型を確定することが可能となる。高音障害型感音難聴となる原因遺伝子としては，*SLC26A4* 遺伝子，*CDH23* 遺伝子，ミトコンドリア遺伝子 m.1555A＞G 変異，*MYO15A* 遺伝子，*KCNQ4* 遺伝子，*ACTG1* 遺伝子，*TMPRSS3* 遺伝子，*LOXHD1* 遺伝子など複数の遺伝子が知られている[2-10]。特に日本人難

聴患者に比較的高頻度に認められる *SLC26A4* 遺伝子[2,3]，*CDH23* 遺伝子[4]，*MYO15A* 遺伝子[6] は先天性〜小児期発症の例が多く，高音急墜型感音難聴の原因として重要な遺伝子である。これら原因遺伝子変異が検出された症例では，低音部に残存聴力を有している可能性があるため，聴力検査を行う際の参考情報として有用である。これらすべての遺伝子変異は進行性の難聴を呈するため，これらの遺伝子変異を持つ難聴児に対しては定期的に聴力を再評価して難聴の進行がないかの確認を行うとともに，将来的に補聴器（HA）の効果が不十分になった場合には人工内耳（CI）や EAS を視野に入れた治療計画を立てることが必要である。なお，*SLC26A4* 遺伝子，*CDH23* 遺伝子，*MYO15* 遺伝子は CI，EAS のいずれも装用効果が良好であることが報告されている[11]。また最近の報告では *CDH23* 遺伝子，*MYO15A* 遺伝子，*MYO7A* 遺伝子など聴毛（stereocilia）に発現する遺伝子変異による難聴の場合，人工内耳手術後の低音部残存聴力の温存率が良いことが報告されている[12]。

3. 治療・介入手法の選択

　　高音急墜型難聴の場合，高音部の聴取が不良であることより，特に高周波数成分を含む子音の弁別不良，子音の構音障害を引き起こす。その結果，語音弁別能・発話明瞭度の低下を生じコミュニケーション上の大きな障害となるため，早期の介入が必要となる。難聴に対する介入としては，まずは HA で補聴を行うが，低音部に残存聴力を有する高音急墜型難聴では HA の調整が難しい場合が多い。また，周波数変換機能を持った HA を用いた場合には，聴取閾値の改善は認めるものの，語音弁別能は増悪することもしばしばある。これらを考慮すると，HA 装用効果が不十分で適応基準を満たす場合には，早期からの EAS 装用も選択肢となる。

　　EAS 手術に伴い低音部の残存聴力が低下する場合や，術後残存していた低音部の聴力が難聴の進行（自然経過）に伴い低下する場合には EAS の利点は損なわれることも考えられるが，低音部の聴力が低下した場合には EAS の Mapping の変更で電気刺激により低音部の聴取を行うことが可能であるため，構音障害を予防するという観点から早期の実施が推奨される。なお，EAS 手術の実施に際しては，メリットだけでなく，手術に伴い低音部の残存聴力が低下する可能性，術後残存していた低音部の聴力が難聴の進行に伴い低下する可能性に関しても，本人（あるいは親権者）に対して十分な説明を行い，同意を得ることが必要である。

4. 療育に関して

　　高音急墜型難聴では低音部に聴力が残存しており音に対する反応が認められるため，聴性行動や発話行動の発達は良好である場合が多い。一方，高音域の聴取が悪いことにより，高周波成分を含む子音（カ行，サ行，タ行など）の語音弁別能の低下や構音障害を生じる。そのためしばしば音声言語発達に遅れを生じる。

　　したがって，乳幼児期には，まず装用下閾値検査を行い適切な補聴が行われているかを確認することが重要である。その後，検査可能な年齢になったら語音弁別検査を行い，十分な語音弁別能を獲得できているかを確認する。また，発話明瞭度に関して検討を行うととも

に，語彙力や構文理解能力などに関しても検査を行い，言語発達に遅れが生じていないかを定期的に確認することが推奨される。構音障害が認められる場合には，補聴状況を確認するとともに，必要に応じて構音訓練を行うなど療育の手法や頻度等を検討することが推奨される。

参考文献

1）日本耳鼻咽喉科学会. 小児人工内耳適応基準（2014）
http://www.jibika.or.jp/members/iinkaikara/artificial_inner_ear.html
2）Suzuki H, et al. Clinical characteristics and genotype-phenotype correlation of Hearing loss patients with *SLC26A4* mutations. Acta Otolaryngol. 2007；127：1292-1297.
3）Miyagawa M, et al.；Deafness Gene Study Consortium. Mutation spectrum and genotype-phenotype correlation of Hearing loss patients caused by *SLC26A4* mutations in the Japanese：a large cohort study. J Hum Genet. 2014；59：262-268.
4）Miyagawa M, et al. Prevalence and clinical features of Hearing loss patients with *CDH23* mutations：a large cohort study. PLoS One. 2012；7：e40366.
5）Lu SY, et al. Factors that affect hearing level in individuals with the mitochondrial 1555A.G mutation. Clin Genet. 2009；75：480-484.
6）Miyagawa M, et al. Mutations in the *MYO15A* gene are a significant cause of nonsyndromic Hearing loss：massively parallel DNA sequencing-based analysis. Ann Otol Rhinol Laryngol. 2015；124 Suppl 1：158S-168S.
7）Naito T, et al. Comprehensive genetic screening of *KCNQ4* in a large autosomal dominant nonsyndromic Hearing loss cohort：genotype-phenotype correlations and a founder mutation. PLoS One. 2013；23：e63231.
8）Miyagawa M, et al. Mutational spectrum and clinical features of patients with *ACTG1* mutations identified by massively parallel DNA sequencing. Ann Otol Rhinol Laryngol. 2015；124 Suppl 1：84S-93S.
9）Miyagawa M, et al. The patients associated with *TMPRSS3* mutations are good candidates for electric acoustic stimulation. Ann Otol Rhinol Laryngol. 2015；124 Suppl 1：193S-204S.
10）Maekawa K, et al. Mutational Spectrum and Clinical Features of Patients with *LOXHD1* Variants Identified in an 8074 Hearing Loss Patient Cohort. Genes（Basel）. 2019；10：735.
11）Usami S, et al. Genetic background of candidates for EAS（Electric-Acoustic Stimulation）. Audiological Medicine. 2010；8：28-32.
12）Yoshimura H, et al. Genetic testing has the potential to impact Hearing preservation following cochlear implantation. Acta Otolaryngol. 2020；140：438-444.

第3章

検索式一覧

CQ I-1 新生児聴覚スクリーニングに用いる最適の機器は何か

Pubmed（2019 年 11 月 2 日～2020 年 1 月 28 日）

1　newborn hearing screening AND Systematic Reviews　30

2　newborn hearing screening AND Systematic Reviews AND 5 years　11

3　hearing screening AND newborns　31

4　automated auditory brainstem response　332

5　automated auditory brainstem response AND 5years　90

6　auditory brainstem response AND Systematic Reviews　25

7　newborn hearing screening AND follow up　1014

8　newborn hearing screening AND follow up AND Systematic Review　6

9　newborn hearing screening AND auditory brainstem response　995

10　newborn hearing screening AND otoacoustic emission　756

11　Auditory neuropathy spectrum disorder　215

12　Auditory neuropathy spectrum disorder AND otoacoustic emission　42

13　newborn hearing screening AND auditory brainstem response AND otoacoustic emission　392

14　newborn hearing screening AND auditory brainstem response AND otoacoustic emission AND 10years　152

15　newborn hearing screening AND auditory brainstem response AND otoacoustic emission AND 5years　77

　　　→19 件採択

医中誌（2019 年 11 月 2 日）

1　新生児聴覚スクリーニング　873

2　新生児聴覚スクリーニング　and DT=2014:2019　157

3　新生児聴覚スクリーニング　and DT=2014:2019 and　PT　55

4　聴性脳幹反応　and 新生児　1,117

5　聴性脳幹反応　and 新生児　and DT=2014:2019　164

6　聴性脳幹反応　and 新生児　and DT=2014:2019　and PT　61

　　　→5 件採択

CQ I-2　難聴確定診断のための適切な精密聴力検査法は何か

医中誌（2019年9月7日）

1　("難聴;診断"/TH or 聴覚検査/TH) and（CK=新生児,乳児(1〜23カ月)) and ((精密検査/TH) or（検査機器/TH) or（診断/TI) or（評価/TI) or（確定/TI) or（精査/TI) or（精密検査/TI))and（PT=原著論文）　→　83件 Hit

Pubmed（2019年9月7日）

1　"hearing loss/diagnosis"[MeSH Terms] AND ("hearing tests"[MeSH Terms] OR "hearing test"[All Fields] OR "Audiometry"[MeSH Terms] OR "Audiometry"[All Fields] OR "Evoked Potentials, Auditory"[MeSH Terms] OR "ABR"[All Fields] OR "Auditory steady-state response"[All Fields] OR "ASSR"[All Fields] OR "Otoacoustic Emissions, Spontaneous"[MeSH Terms] OR "OAE"[All Fields] OR "Behavioral observation audiometry"[All Fields] OR "BOA"[All Fields] OR "Visual reinforcement audiometry"[All Fields] OR "VRA"[All Fields] OR "Conditioned orientation response audiometry"[All Fields] OR "COR"[All Fields]) AND (English[lang] OR Japanese[lang]) AND "infant"[MeSH Terms] NOT "genetics"[MeSH Subheading] NOT "diagnostic imaging"[MeSH Subheading] NOT "adverse effects"[MeSH Subheading] NOT "virus diseases"[MeSH] NOT "neonatal screening"[MeSH Terms]　→　637件 Hit

CQ II-1　新生児聴覚スクリーニングでの難聴疑い例にいつどのように検査すべきか

Pubmed（2020年3月8日）

1.　"Cytomegalovirus Infections/congenital"[Majr] AND "Cytomegalovirus Infections/diagnosis"[Majr]

2.　(("congenital"[All Fields] AND ("cytomegalovirus"[All Fields] OR "CMV"[All Fields])) OR "congenital cytomegalovirus infection"[All Fields]) AND "diagnosis"[All Fields]

　　期間：20180101-20200331　→　188件 Hit

医中誌（2020年3月8日）

1.　先天性サイトメガロウイルス感染症

2.　症例報告・事例除く AND 会議録除く

　　→　105件 Hit

CQ II-2　最適の治療時期はいつか，またいつまで可能か

Pubmed（2020 年 3 月 8 日）

"Cytomegalovirus Infections/congenital"[Majr] AND "Cytomegalovirus Infections/therapy"
[Majr]　→　102 件 Hit

医中誌（2020 年 3 月 8 日）

1.　先天性サイトメガロウイルス感染症
2.　症例報告・事例除く AND 会議録除く

　　→　105 件 Hit

CQ III-1　人工内耳適応決定の適切な時期はいつか

Pubmed（2020 年 4 月 15 日）

"cochlear implantat*"[MeSH Terms] AND "infant"[MeSH Terms] AND "treatment outcome"
[MeSH Terms] AND（English[la] OR Japanese[la]）　→　439 件ヒット

→　一次スクリーニングは，人工内耳装用効果を手術年齢で 2 群以上に分けて比較している研究
を採択

医中誌（2020 年 4 月 15 日）

1.　((人工内耳/TH or 人工内耳/AL) and (治療成績/TH or 治療成績/AL) and (CK=乳児(1～23
カ月))) and (PT=会議録除く)　→　15 件 Hit
2.　((人工内耳/TH or 人工内耳/AL) and (患者選択/TH or 患者選択/AL) and (CK=乳児(1～23
カ月))　→　0 件

CQ III-2　精神運動発達障害（自閉症スペクトラムを含む）合併例に人工内耳は有効か

Pubmed（2019 年 8 月 29 日）

(("learning disorders"[MeSH Terms] OR "learning disorders"[All Fields]) OR ("intellectual
disability"[MeSH Terms] OR "intellectual disability"[All Fields]) OR ("autism spectrum
disorder"[MeSH Terms] OR "autism spectrum disorder"[All Fields] OR "autism"[All Fields])
OR ("attention deficit disorder with hyperactivity"[MeSH Terms] OR "attention deficit disorder
with hyperactivity"[All Fields] OR "ADHD"[All Fields])) AND (("cochlear implants"[MeSH
Terms] OR "cochlear implants"[All Fields]) OR ("cochlear implantation"[MeSH Terms] OR
"cochlear implantation"[All Fields])) AND (English[la] OR Japanese[la]) AND ("humans"
[MeSH Terms] AND ("infant"[MeSH Terms] OR "child"[MeSH Terms] OR "adolescent"[MeSH
Terms]))　→　72 件 Hit

医中誌（2019 年 8 月 29 日）

（（学習障害/TH or 学習障害/AL）or（知的障害/TH or 知的障害/AL）or（
自閉症スペクトラム障害/TH or 自閉症スペクトラム障害/AL）or（注意欠如・多動症/TH or 注
意欠如・多動症/AL or 注意欠陥多動性障害/AL or 注意欠陥多動障害/AL or ADHD/AL or 多動
症候群/AL））and（人工内耳/TH or 人工内耳/AL）and（PT=原著論文）　→　17 件 Hit

CQ Ⅲ-3　適切な療育開始時期はいつか

医中誌（2020 年 06 月 29 日）

1. （難聴/TH）and（小児/TH）and（（言語/TH）or（言語発達/TH））and（早期療育/TH）
   →　1 件 Hit
2. （（難聴/TH）and（難聴/AL））and（小児/TH）and（（言語/TH）or（言語発達/TH）or（言語
   /AL））and（（早期療育/TH）or（療育/AL））　→　17 件 Hit

※年代は指定なしで検索したため，1959 年から現在までが含まれている。

Pubmed（2020 年 06 月 29 日）

1. （hearing loss[MeSH]）AND（child[MeSH] OR infant[MeSH]）AND（language[MeSH]
   OR child language[MeSH]）AND（early intervention[All]）　→　136 件 Hit
2. （hearing loss[MeSH]）AND（child[MeSH] OR infant[MeSH]）AND（language[MeSH]
   OR language development[MeSH]）AND（early intervention[All]）　→　196 件 Hit

Cochrane library（2020 年 06 月 29 日）

1. MeSH descriptor:［Hearing Loss］explode all trees　→　1148 件 Hit
2. MeSH descriptor:［Infant］explode all trees　→　16427 件 Hit
3. MeSH descriptor:［Child］explode all trees　→　3254 件 Hit
4. MeSH descriptor:［Language］explode all trees　→　4670 件 Hit
5. MeSH descriptor:［Child Language］explode all trees　→　131 件 Hit
6. MeSH descriptor:［Early Intervention, Educational］explode all trees　→　489 件 Hit
#1 and（#2 or #3）and（#4 or #5）and #6　→　1 件 Hit

1 件システマティックレビューがヒットしたが，条件を満たす RCT が 1 件もなく，AVT の有用
性を証明する十分な文献がなかった。

CQ Ⅲ-4　音声言語獲得に手話併用の優位性はあるか

Pubmed（2020 年 10 月 8 日）

（"Hearing Loss"[Mesh] OR（hearing adj（loss or impair* or disorder*））OR（prelingual* or
pre-lingual*）OR（sensorineural*）OR（congenitial*））AND（（auditory verbal OR（speech OR
auditory）feedback OR cued speech OR（listen* AND（spoken OR speak*））OR oral approach OR

aural OR "Lipreading"[Mesh] OR (lipread$ OR lip read$ OR speech read$ OR speech read$) AND "Manual Communication"[Mesh] OR (sign$ language OR sign$ english) OR ASL OR visual language OR (baby sign OR infant sign)) OR ("Communication Methods, Total"[Mesh] OR simultaneous communication OR (multilingual OR multi-lingual) OR (bicultural OR bi-cultural) OR (bilingual or bi-lingual) OR bi bi)) AND ((Infan* OR newborn* OR new-born* OR perinat* OR neonat* OR baby OR baby* OR babies OR toddler* OR minors OR minors* OR boy OR boys OR boyfriend OR boyhood OR girl* OR kid OR kids OR "Child"[Mesh] OR child* OR children* OR schoolchild* OR schoolchild) OR school child or school child* OR (adolescen* OR juvenil* OR youth* OR teen* OR under*age* OR pubescen*) OR pediatrics OR (pediatric* OR paediatric* OR peadiatric*) OR school OR school* OR (prematur* OR preterm*))

(Elizabeth(2015)「Sign Language and Spoken Language for Children With Hearing Loss: A Systematic Review.」での検索式　参考)

→　2013 年度〜 457 件 Hit　→　22 件

Cochrane library（2020 年 10 月 8 日）

ID	Search	Hits
#1	MeSH descriptor: [Hearing Loss] explode all trees	1094
#2	prelingual	16
#3	cochlear implant	383
#4	sensorineural	924
#5	congenitial	3
#6	hearing aid	767
#7	#1 OR #2 OR #3 OR #4 OR #5 OR #6	2375
#8	infant sign	638
#9	baby sign	263
#10	sign language	7458
#11	manual communication	1266
#12	visual language	64700
#13	communication method	4513
#14	multilingual	78

> **CQ**
> **Ⅲ-5**
> 聴覚活用療育法が音声言語発達に有効でない
> 難聴児の判別は療育開始前に可能か

Pubmed（2019 年 11 月 4 日）

(("Cochlear Implants"[Mesh] or "Cochlear Implantation"[Mesh] or "cochlear implantation" or "cochlear implant" or "cochlear implants") AND ("Child"[Mesh] or "Infant"[Mesh] or "Child,

Preschool"[Mesh] or "Adolescent"[Mesh] or "child" or "children" or "infant" or "toddler")) AND (("Auditory Verbal therapy" OR "auditory verbal" OR "oral speech" OR "language therapy" OR "Communication Methods" [Mesh]) OR ("Correction of Hearing Impairment"[Mesh] OR "Hearing Loss/rehabilitation"[Mesh] OR "Speech Therapy/methods "[Mesh] OR "Verbal Behavior"[Mesh])) AND ((((((("Speech"[Mesh]) OR "Speech Intelligibility"[Mesh]) OR "Speech Perception"[Mesh]) OR "Linguistics"[Mesh]) OR "Vocabulary"[Mesh]) OR "Language Development"[Mesh] OR "Auditory Skill" OR "Speech Skill" OR "Language Skill" OR "Spoken Language" OR "Auditory Development")

→　1529 件 Hit

CQ IV-1　聴覚活用療育法と視覚を活用する療育方法（視覚活用療育法）とどちらが音声言語獲得により有効か

Pubmed（2020 年 2 月 16 日）

(("Cochlear Implants"[Mesh] or "Cochlear Implantation"[Mesh] or "cochlear implantation" or "cochlear implant" or "cochlear implants") AND ("Child"[Mesh] or"Infant"[Mesh] or "Child, Preschool"[Mesh] or"Adolescent"[Mesh] or "child" or "children" or "infant" or "toddler")) AND ("Auditory Verbal therapy" OR "auditory verbal" OR "education" OR "sign language" OR "bilingualism" OR "Cued Speech" OR "Total Communication" OR "oral speech" OR "language therapy" OR "visual cue" OR "Communication Methods" [Mesh]) AND ("Correction of Hearing Impairment"[Mesh] OR "Lipreading"[Mesh] OR "Manual Communication"[Mesh] OR "Sign Language"[Mesh] OR "Hearing Loss/rehabilitation"[Mesh] OR "Speech Therapy/methods " [Mesh] OR "Verbal Behavior"[Mesh]) AND ((((((("Speech"[Mesh]) OR "Speech Intelligibility" [Mesh]) OR "Speech Perception"[Mesh]) OR "Linguistics"[Mesh]) OR "Vocabulary"[Mesh]) OR "Language Development"[Mesh] OR "Auditory Skill" OR "Speech Skill" OR "Language Skill" OR "Spoken Language" OR "Auditory Development")

期間：19850101 – 20200131　→　333 件 Hit

医中誌（2020 年 2 月 16 日）

聴覚口話 AND 会議録除く

→ 23 件 Hit

CQ IV-2　療育の形態は進学先となる学校種の決定に直接的な影響を及ぼすか

Pubmed と Cochrane library（2019 年 11 月 8 日）

("Cochlear Implants"[Mesh] or "Cochlear Implantation"[Mesh] or "cochlear implantation" or "cochlear implant" or "cochlear implants") AND ("Child"[Mesh] or "Infant"[Mesh] or "Child, Preschool"[Mesh] or "Adolescent"[Mesh] or "child" or "children" or "infant" or "toddler") AND ("Auditory Verbal therapy" OR "auditory verbal" OR "education" OR "sign language" OR "bilingualism" OR "Cued Speech" OR "Total Communication" OR "oral speech" OR "language therapy" OR "visual cue" OR "Communication Methods, Total"[Mesh] OR "Correction of Hearing Impairment"[Mesh] OR "Lipreading"[Mesh] OR "Manual Communication"[Mesh] OR "Sign Language"[Mesh] OR "Hearing Loss/rehabilitation"[Mesh] OR "Speech Therapy/methods "[Mesh]) AND ("Mainstreaming, Education"[Mesh] OR "Schools"[Mesh] OR "mainstream" OR "main stream" or "school" or "schools" or "mainstreaming")

→　595 論文 Hit

医中誌（2020 年 3 月 5 日）

（人工内耳 and 学校）and（PT=原著論文，解説，総説，会議録除く，レター CK=新生児，乳児（1〜23 カ月）　→　94 論文 Hit

CQ IV-3　音楽療法は人工内耳装用児の音声言語獲得に有効か

Pubmed（2019 年 11 月 6 日）

検索式:("Cochlear Implant*" OR "Hearing Loss"[Mesh]）AND（"music therapy" OR "music training" OR "music appreciation" OR "music perception"）　264 件（Best match）

→　第 1 次スクリーニング　33 件 Hit

→　下記の観点に該当する論文は除外した　13 件

・音楽鑑賞能力に関する研究

・CI 装用者の音楽活動と音声言語に限らない全般的な聴覚の発達との関係の研究

・音楽の情緒面への知覚に関する研究

・楽器の音色の影響に関する研究　13 件

→　第 2 次スクリーニング　12 件

The Cochrane Library

Web 検索ワードに合致する文献なし

医中誌（2020 年 6 月 22 日）

検索式：（音楽療法/TH or 音楽療法/AL）and（人工内耳/TH or 人工内耳/AL）

→　3 件 Hit

CQ IV-4　保護者のかかわりは人工内耳装用児の言語・認知発達に影響するか

Pubmed（2019 年 11 月 05 日）

((("hearing loss"[MeSH Terms] OR ("hearing"[All Fields] AND "loss"[All Fields]) OR "hearing loss"[All Fields]) AND "hearing loss"[MeSH Terms]) AND ("mother-child relations"[MeSH Terms] OR ("mother-child"[All Fields] AND "relations"[All Fields]) OR "mother-child relations"[All Fields] OR ("mother"[All Fields] AND "child"[All Fields] AND "relations"[All Fields]) OR "mother child relations"[All Fields]) AND ("2009/11/08"[PDat] : "2019/11/05"[PDat])　→　31 件 Hit

医中誌（2019 年 11 月 05 日）

((((聴力障害/TH or 聴力障害/AL)) and ((親子関係/TH or 親子関係/AL)))) and (PT=会議録除く）→　57 件 Hit

CQ V-1　先天性高度難聴青年に対して人工内耳は有効か

PubMed（2019 年 8 月 17 日）

Cochlear implant* AND adult* AND pre lingual*　127 件ヒット

2010 年までに絞ると 69 件

Cochrane Library（2019 年 8 月 17 日）

同上検索式　4 件ヒット

医中誌（2019 年 8 月 17 日）

人工内耳＋成人＋先天　26 件ヒット

→　スクリーニングで，英文 23 件，邦文 1 件

CQ V-2　先天性高度難聴青年に対して人工内耳が有効となる指導（ハビリテーション）方法は

PubMed（2019 年 11 月 2 日）

((((((cochlear implantation[MeSH Terms] OR cochlear implants[MeSH Terms]) AND ("hearing loss"[MeSH Terms] OR deafness[MeSH Terms])) AND ((((((congenital[Text Word] OR congenital'[Text Word] OR congenital"[Text Word] OR congenitalabnormalities[Text Word] OR congenitalal[Text Word] OR congenitalaortic[Text Word] OR congenitalcardiac[Text Word] OR congenitalcervical[Text Word] OR congenitalcystic[Text Word] OR congenitaldeficient[Text Word] OR congenitale[Text Word] OR congenitaleart[Text Word] OR congenitalement[Text Word] OR congenitalerythropoietic[Text Word] OR congenitales[Text Word] OR congenitalheart[Text Word] OR congenitalhydrocephalus[Text Word] OR congenitalichthyosiform[Text Word] OR congenitalicthyosis[Text Word] OR congenitalis[Text Word] OR congenitalism[Text Word] OR congenitality[Text Word] OR congenitall[Text Word] OR congenitallobar[Text Word] OR congenitally[Text Word] OR congenitallydystopic[Text Word] OR congenitalmalformations[Text Word] OR congenitals[Text Word] OR congenitaltracheal[Text Word] OR congenitalvadrenal[Text Word] OR congenitaly[Text Word]) OR delayed[Text Word]) OR late[Text Word]) OR (prelingual[Text Word] OR prelingually[Text Word] OR prelinguals[Text Word] OR prelingualy[Text Word])) OR early[Text Word]) OR (perilingual[Text Word] OR perilingually[Text Word]))) AND (((communication[Text Word] OR education[Text Word]) OR rehabilitation[Text Word]) OR habilitation[Text Word])) AND "2009/11/05"[PDat] : "2019/11/02"[PDat] AND "adult"[MeSH Terms]) OR (((((inprocess[SB] OR publisher[SB]) AND (cochlear implant[Text Word] OR cochlear implantation[Text Word] OR cochlear implantations[Text Word] OR cochlear implanted[Text Word] OR cochlear implantee[Text Word] OR cochlear implantees[Text Word] OR cochlear implants[Text Word])) AND (hearing loss[Text Word] OR (deaf[Text Word] OR deaf'[Text Word] OR deaf's[Text Word] OR deaf1[Text Word] OR deaf11[Text Word] OR deaf13[Text Word] OR deaf14[Text Word] OR deaf2[Text Word] OR deaf5jcs[Text Word] OR deafblind[Text Word] OR deafblindness[Text Word] OR deafborn[Text Word] OR deafc[Text Word] OR deafcs[Text Word] OR deafdouble[Text Word] OR deafe[Text Word] OR deafed[Text Word] OR deafen[Text Word] OR deafend[Text Word] OR deafened[Text Word] OR deafening[Text Word] OR deafening'[Text Word] OR deafeningly[Text Word] OR deafens[Text Word] OR deafenss[Text Word] OR deafer[Text Word] OR deaferrentation[Text Word] OR deaff[Text Word] OR deaffarented[Text Word] OR deaffectualisation[Text Word] OR deaffentation[Text Word] OR deafferaentation[Text Word] OR deafferance[Text Word] OR deafferantiation[Text Word] OR deafferated[Text Word] OR deafferation[Text Word] OR deaffereantation[Text Word] OR deafferenated[Text Word] OR deafferenation[Text Word] OR deafference[Text Word] OR deafferences[Text Word] OR deafferent[Text Word] OR deafferentaion[Text Word] OR deafferentataion[Text Word] OR deafferentate[Text Word] OR deafferentated[Text Word] OR deafferentating[Text Word] OR deafferentation[Text Word] OR deafferentation'[Text Word] OR deafferentational[Text Word] OR deafferentations[Text Word] OR deafferentative[Text Word] OR deafferentd[Text Word] OR deafferented[Text Word] OR deafferented'[Text Word] OR deafferentiated[Text Word] OR deafferentiating[Text Word] OR deafferentiation[Text Word] OR deafferentiations[Text Word] OR deafferenting[Text Word] OR deafferention[Text Word] OR deafferentization[Text Word] OR deafferentized[Text Word] OR deafferents[Text Word] OR deafferetation[Text Word] OR deafferetiation[Text Word] OR deafferntation[Text Word] OR deaffernted[Text

Word］OR deaffernting［Text Word］OR deafferrented［Text Word］OR deaffness［Text Word］
OR deafforestation［Text Word］OR deaffrentation［Text Word］OR deaffrication［Text Word］
OR deafhess［Text Word］OR deafhood［Text Word］OR deafiness［Text Word］OR deafinfo
［Text Word］OR deaflympians［Text Word］OR deaflympians'［Text Word］OR deaflympic
［Text Word］OR deaflympics［Text Word］OR deafmess［Text Word］OR deafmute［Text
Word］OR deafmuteness［Text Word］OR deafmutes［Text Word］OR deafmutes'［Text Word］
OR deafmutism［Text Word］OR deafnes［Text Word］OR deafness［Text Word］OR deafness'
［Text Word］OR deafness1［Text Word］OR deafness28［Text Word］OR deafness59［Text
Word］OR deafness9［Text Word］OR deafnessassociated［Text Word］OR deafnesses［Text
Word］OR deafnessrelated［Text Word］OR deafnesss［Text Word］OR deafnesssquare［Text
Word］OR deafnesssudden［Text Word］OR deafnet［Text Word］OR deafnex［Text Word］OR
deafnfess［Text Word］OR deafnicity［Text Word］OR deafpatient［Text Word］OR deafs［Text
Word］OR deafsign［Text Word］OR deafspace［Text Word］OR deaftol［Text Word］OR
deafuess［Text Word］OR deafult［Text Word］OR deafwaddler［Text Word］OR deafwaddler2j
［Text Word］OR deafwaddlers［Text Word］）））AND（（（（（（congenital［Text Word］OR
congenital'［Text Word］OR congenital"［Text Word］OR congenitalabnormalities［Text Word］
OR congenitalal［Text Word］OR congenitalaortic［Text Word］OR congenitalcardiac［Text
Word］OR congenitalcervical［Text Word］OR congenitalcystic［Text Word］OR
congenitaldeficient［Text Word］OR congenitale［Text Word］OR congenitaleart［Text Word］
OR congenitalement［Text Word］OR congenitalerythropoietic［Text Word］OR congenitales
［Text Word］OR congenitalheart［Text Word］OR congenitalhydrocephalus［Text Word］OR
congenitalichthyosiform［Text Word］OR congenitalicthyosis［Text Word］OR congenitalis［Text
Word］OR congenitalism［Text Word］OR congenitality［Text Word］OR congenitall［Text
Word］OR congenitallobar［Text Word］OR congenitally［Text Word］OR congenitallydystopic
［Text Word］OR congenitalmalformations［Text Word］OR congenitals［Text Word］OR
congenitaltracheal［Text Word］OR congenitalvadrenal［Text Word］OR congenitaly［Text
Word］）OR delayed［Text Word］）OR late［Text Word］）OR（prelingual［Text Word］OR
prelingually［Text Word］OR prelinguals［Text Word］OR prelingualy［Text Word］））OR early
［Text Word］）OR（perilingual［Text Word］OR perilingually［Text Word］）））AND
（（（communication［Text Word］OR education［Text Word］）OR rehabilitation［Text Word］）OR
habilitation［Text Word］））
上記検索式 204 件ヒット　→　Title 絞り込み 26 件，Abstract 絞り込み 9 件

解説 I-1　難聴児への早期介入の重要性と我が国の現状

PubMed（2019 年 12 月 15 日）

("No To Hattatsu"[Journal] OR "Brain Dev"[Journal] OR ("brain"[All Fields] AND "development"[All Fields]) OR "brain development"[All Fields]) AND ("infant"[MeSH Terms] OR "infant"[All Fields]) AND ("programming languages"[MeSH Terms] OR ("programming" [All Fields] AND "languages"[All Fields]) OR "programming languages"[All Fields] OR "language"[All Fields] OR "language"[MeSH Terms]) AND ("hearing"[MeSH Terms] OR "hearing"[All Fields]) AND ("methods"[MeSH Terms] OR "methods"[All Fields] OR "intervention"[All Fields]) AND ("auditory cortex"[MeSH Terms] OR ("auditory"[All Fields] AND "cortex"[All Fields]) OR "auditory cortex"[All Fields])

→　5 件ヒット

解説 II-1　補聴器装用の開始時期と種類

Pubmed（2019 年 10 月 25 日）

("hearing loss/congenital" [MeSH Terms]) AND ("Hearing Aids" [MeSH Terms] OR"Hearing Aids"[All Fields]) AND ((English[lang] OR Japanese[lang]) AND "infant"[MeSH Terms]) AND "humans"[MeSH Terms]

→　141 件 Hit

Cochrane library（2019 年 10 月 25 日）

MeSH descriptor:［Hearing Aids］and［Hearing Loss］and［Infant, Newborn］

→　2 件 Hit

医中誌（2019 年 10 月 25 日）

(((難聴/TH or 難聴/AL) and (補聴器/TH) and (CK=新生児 , 乳児)) and (PT=会議録除く))

→　105 件 Hit

解説 II-2　Auditory neuropathy の療育での注意点（人工内耳手術適応も含めて）

PubMed（2019 年 8 月 17 日）

［Auditory neuropathy* AND Cochlear implant］　220 件 Hit

→　2010〜2019 年にしぼり　146 件

→　一次スクリーニング　36 件

→　二次スクリーニング　27 件

Cochrane Library（2019 年 8 月 17 日）

［Auditory neuropathy* AND Cochlear implant］　6 件 Hit

→　スクリーニングで　0 件

医中誌（2019 年 8 月 17 日）

人工内耳＋成人＋先天性（2010〜2019）　0 件

解説 Ⅱ-3　難聴児の療育のために発達検査は必要か，必要な発達検査は何か

医中誌（2019 年 9 月 16 日）

((難聴/TH or 難聴/AL) and (人工内耳/TH or 人工内耳/AL) and (小児の発達/TH or 知能検査/TH or 発達検査/TH or 発達検査/AL) and (PT=原著論文 CK=新生児，乳児(1〜23 カ月)，幼児(2〜5)，小児(6〜12))) or ((((学習障害/TH or 学習障害/AL) or (知的障害/TH or 知的障害/AL) or (自閉症スペクトラム障害/TH or 自閉症スペクトラム障害/AL) or (注意欠如・多動症/TH or 注意欠如・多動症/AL or 注意欠陥多動性障害/AL or 注意欠陥多動障害/AL or ADHD/AL or 多動症候群/AL)) and (難聴/TH or 難聴/AL) and (発達検査/TH or 知能検査/TH) and (PT=原著論文))　→　76 件 Hit

Pubmed（2019 年 9 月 17 日）

(("hearing loss"[MeSH] OR "hearing loss"[All]) AND ("cochlear implants"[MeSH] OR "cochlear implantation"[MeSH]) AND ("Mental disorders"[MeSH] OR "Neurobehavioral Manifestations"[MeSH]) AND ("infant"[MeSH] OR "child"[MeSH]) AND (english[Language] OR japanese[Language]) AND ("treatment outcome"[MeSH] OR "prognosis"[MeSH] OR "preoperative period"[MeSH])) OR (("hearing loss"[MeSH] OR "hearing loss"[All]) AND ("neurodevelopmental disorders"[MeSH] OR ("learning disorders"[MeSH Terms] OR "learning disorders"[All Fields]) OR ("intellectual disability"[MeSH Terms] OR "intellectual disability"[All Fields]) OR ("autism spectrum disorder"[MeSH Terms] OR "autism spectrum disorder"[All Fields] OR "autism"[All Fields]) OR ("attention deficit disorder with hyperactivity"[MeSH Terms] OR "attention deficit disorder with hyperactivity"[All Fields] OR "ADHD"[All Fields])) AND ("rehabilitation"[MeSH] OR "education"[MeSH] OR "habilitation"[All]) AND ("diagnosis"[MeSH] OR "methods"[MeSH] OR "intelligence tests"[MeSH] OR "intelligence test"[All] OR "Neuropsychological Tests"[MeSH] OR "developmental test"[All]) AND ("infant"[MeSH] OR "child"[MeSH]) AND (english[Language] OR japanese[Language]))　→　127 件 Hit

解説 III-1　早期植込例の Mapping の手法と留意点

Pubmed（2019 年 11 月）

"Cochlear Implantation/rehabilitation"[Majr], filter infant; birth-23months　→　39 件 Hit

解説 III-2　早期植込例の介入に必要な要素

Pubmed（2020 年 3 月 15 日）

early[All Fields] AND "cochlear implant*"[All Fields] AND (("methods"[MeSH Terms] OR "methods"[All Fields] OR "intervention"[All Fields]) AND ("pediatrics"[MeSH Terms] OR "pediatrics"[All Fields] OR "pediatric"[All Fields]))　→　114 件 Hit

解説 III-3　重複障害を合併する人工内耳装用児の療育の注意点

PubMed（2020 年 5 月 28 日）

Query: cochlear implantation AND "complex needs "OR" additional disabilities"

Filters: Full text, Journal Article, Meta-Analysis, Randomized Controlled Trial, Review, Systematic Reviews, in the last 10 years, MEDLINE

Search Details: (((("cochlear implantation"[MeSH Terms] OR ("cochlear"[All Fields] AND "implantation"[All Fields])) OR "cochlear implantation"[All Fields]) AND "complex needs"[All Fields]) OR "additional disabilities"[All Fields]　→　97 件 Hit

コンセプト：年齢を 18 歳以下とし，発行が 2010〜2020 年，10 年間の原著論文とした。97 の論文が検索されたが，最終的には，特定の疾患のみ，あるいは発達障害（知的障害，ADHD,自閉症）に限定した論文，数例の症例のみ，など最終的には排除した。

　→　採択論文　13 件

解説 III-4　遺伝子変異を伴う難聴例の診断・治療・療育での注意点

PubMed（2020 年 5 月 9 日）

1) "GJB2 + Cochlear Implant"または"GJB2 + Hearing Aid"　症例報告は除外
2) "SLC26A4 + Cochlear Implant", "SLC26A4 + EAS"または"SLC26A4 + Hearing Aid"
　 症例報告は除外
3) "CDH23 + Cochlear Implant", "CDH23 + EAS"または"CDH23 + Hearing Aid"
4) "OTOF + Cochlear Implant"または"OTOF + Hearing Aid"
5) "MYO15A + Cochlear Implant"または"MYO15A + Hearing Aid"
6) "LOXHD1 + Cochlear Implant"または"LOXHD1 + Hearing Aid"

上記で人工内耳・補聴器の装用効果のアウトカム等の記載があった英文文献を採択。

→　88 件 Hit

解説 Ⅲ-5　先天性サイトメガロウイルス感染症による難聴例での療育の注意点

Pubmed（2020 年 2 月 12 日）

（（("Cytomegalovirus"[Mesh] AND "Cytomegalovirus Infections"[Mesh] or cytomegalovirus) AND （（("Cochlear Implants"[Mesh] or "Cochlear Implantation"[Mesh] or "cochlear implantation" or "cochlear implant" or "cochlear implants" OR ("Hearing Loss"[Mesh] OR "Hearing Loss, Sensorineural"[Mesh] OR "Deafness"[Mesh] or "hearing loss" or "hearing impairment)) AND ("Child"[Mesh] or"Infant"[Mesh] or "Child, Preschool"[Mesh] or"Adolescent"[Mesh] or "child" or "children" or "infant" or "toddler")) AND ("Rehabilitation"[Mesh] OR "Rehabilitation Nursing" [Mesh] OR "Correction of Hearing Impairment"[Mesh] OR habilitation or rehabilitation))

期間：19830101〜20200212　→　256 件 Hit

医中誌（2020 年 2 月 12 日）

1. 先天性サイトメガロウイルス感染症 AND 難聴

2. 会議録除く

→ 63 件 Hit

解説 Ⅲ-6　髄膜炎による難聴例の療育での注意点

Pubmed（2019 年 12 月 11 日）

（（("Cochlear Implants"[Mesh] or "Cochlear Implantation"[Mesh] or "cochlear implantation" or "cochlear implant" or "cochlear implants") AND ("Child"[Mesh] or"Infant"[Mesh] or "Child, Preschool"[Mesh] or"Adolescent"[Mesh] or "child" or "children" or "infant" or "toddler")) AND （（("Auditory Verbal therapy" OR "auditory verbal" OR "oral speech" OR "language therapy" OR "Communication Methods" [Mesh]) OR ("Correction of Hearing Impairment"[Mesh] OR "Hearing Loss/rehabilitation"[Mesh] OR "Speech Therapy/methods "[Mesh] OR "Verbal Behavior"[Mesh]))AND"Meningitis"[Mesh]　→　45 件 Hit

Pubmed（2020 年 3 月 9 日）

（（("Cochlear Implants"[Mesh] or "Cochlear Implantation"[Mesh] or "cochlear implantation" or "cochlear implant" or "cochlear implants") AND ("Child"[Mesh] or"Infant"[Mesh] or "Child, Preschool"[Mesh] or"Adolescent"[Mesh] or "child" or "children" or "infant" or "toddler")) AND "Meningitis"[Mesh]　→ 198 件

解説 Ⅲ-7　高音急墜型感音難聴例の診断・治療・療育での注意点

Pubmed（2020年5月9日）

("child"[All Fields] OR "children"[All Fields]）AND（"electric acoustic stimulation"[All Field]）

または，（"child"[All Fields] OR "children"[All Fields]）AND（"partial deafness"[All Field]）

AND（"treatment"[All Field]）で検索

→　Abstractに小児例，EASの聴力温存成績，アウトカム等の記載があった英文文献

→　15文献Hit

索 引

小児人工内耳前後の
療育ガイドライン 2021 年版

2021 年 9 月 30 日　第 1 版（2021 年版）第 1 刷発行

編　者　高度・重度難聴幼小児療育
　　　　ガイドライン作成委員会

発行者　福村　直樹
発行所　金原出版株式会社

　　　　〒 113-0034　東京都文京区湯島 2-31-14
　　　　電話　編集（03）3811-7162
　　　　　　　営業（03）3811-7184　　　　　ⓒ高度・重度難聴幼小児療育
　　　　FAX　　　（03）3813-0288　　　　　ガイドライン作成委員会, 2021
　　　　振替口座　00120-4-151494　　　　　　　　　　　検印省略
　　　　http://www.kanehara-shuppan.co.jp/　　*Printed in Japan*

ISBN 978-4-307-37133-9　　　　　　　　　　印刷・製本／真興社